21世纪中国小学生百科全书

人体玄机

江乐兴◎主编

低年级注音版

U0352145

北京工业大学出版社

前言

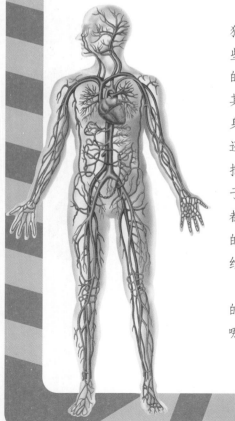

人类是自然界中最高等的动物，在历史的演化中已成为雄霸地球的统治者。很多小朋友们肯定会很好奇，到底是什么原因让我们人类能够站在食物链的最顶端得以俯视自然界的众生呢？其实，这也是人类一直以来都在探索的问题。

人类之所以能够雄踞食物链顶端，与我们人类独特的身体构造是分不开的。我们的身体到底有哪些独特之处呢？首先，我们每个人都拥有一双灵巧的双手，它们不但可以制造工具，还能进行各项劳动。其次，我们还拥有两条腿，它们不但能够支撑整个身体的重量，还能够直立行走。更为重要的是我们还拥有一个高度发达的大脑，有着其他动物无法比拟的神经系统和思维能力。这些都是我们人类区别于动物的最基本的特征。此外，人体的每一个器官都有其特殊的功能，人体也正是因为有了这些巧妙的构造，有了各器官之间的精密配合，人体才得以维持生命与健康，不断繁衍并成为地球上的强者。

那么，我们的身体都是由哪些重要器官构成的？它们又都是如何工作的呢？我们的身体又存在哪些奇特的生理现象？它们对我们的身体又有哪些作用？另外，我们的身体常会出现哪些异常表现？我们又应该如何正确应对才能使我们的身体维持正常的工作呢？这些应该是很多小朋友们迫切想要了解的。

　　为此我们精心组织编写了《人体玄机》一书，本书主要从"复杂的身体构造"、"奇特的生理现象"和"身体的异常表现"这三个方面来为小朋友们揭开身体隐藏的玄机，使小朋友们不仅能够对身体构造、生理现象及异常表现有一个详细的了解，还能够学习到维护身体各器官、各机能正常运转的正确方法。书中用浅显易懂的语言来讲解小朋友们最好奇的人体知识，并通过图文并茂的编排方式，选配了数百幅精美图片，直观地展示了我们复杂的身体结构、奇特的生理现象以及身体的一些异常表现等，让小朋友们不仅一目了然，而且读来津津有味！

　　本书是一本非常适合广大小学生朋友阅读的人体科普知识读物。我们衷心希望小朋友们在认识世界的同时能更全面、更科学地认识自身！现在，就让我们一起翻开此书，去揭开身体隐藏的玄机吧！

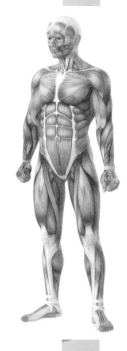

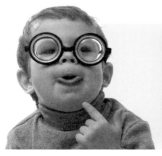

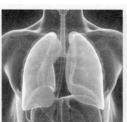

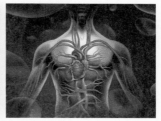

栏目介绍

这套"21世纪中国小学生百科全书（低年级注音版）"是专为 1~3 年级小学生编写的。它共有 10 本，分别为：人体玄机、生活常识、动物世界、植物王国、神奇自然、科技发明、宇宙探索、海洋漫游、艺术宝库、历史典故。每本书都运用浅显易懂的语言为孩子们讲解了数十个主题知识，并通过图文并茂的编排方式，选配了几百幅精美图片，直观地展示了所要讲述的内容，让小朋友们不仅一目了然，而且读起来津津有味！

标注拼音

书中的每个主题知识都加注了标准的拼音，不仅能让小朋友们认识更多汉字，真正掌握其正确读音，还能培养小朋友们独立阅读的能力。

知识延伸

每个主题知识之后有多个相关的小知识点，来延伸与主题相关的知识，加深小朋友们的认知。有的内容还对相关知识点中的人物、观点、概念等进行了延伸，使小朋友们在知识的深度和广度上能够得到提升和扩充。

图片解读

每个知识点都运用精美的图片，对相关知识进行解读，让小朋友们能更直观形象地学习和理解相关知识，减轻了小朋友的阅读疲劳。对于较为复杂的图片则加注简单文字，用来说明图中的内容。

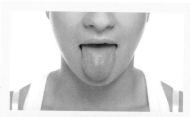

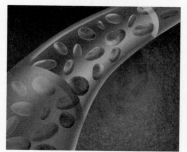

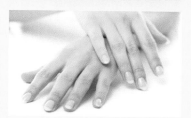

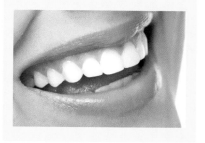

第一章
复杂的身体构造

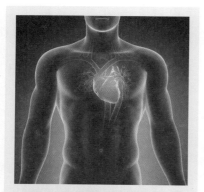

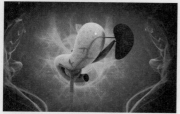

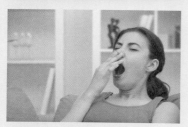

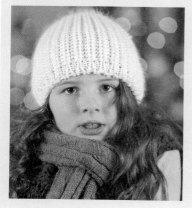

第二章

奇特的生理现象

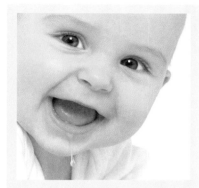
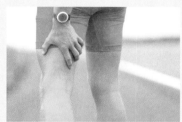
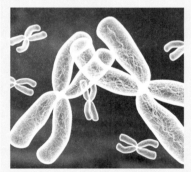
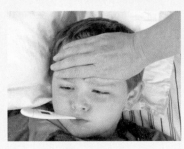

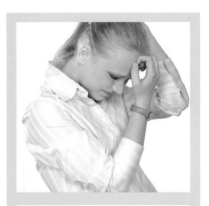

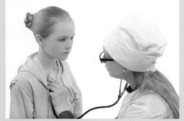

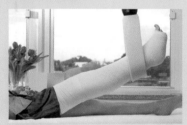

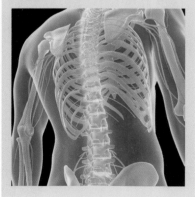

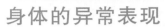

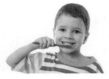

第三章

身体的异常表现

RENTI
XUANJI

第一章

复杂的身体构造

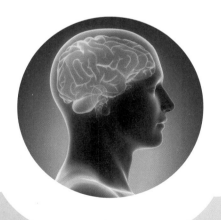

01 大脑——人体的指挥中心

rén tǐ shì yóu duō gè fù zá ér yòu jīng mì de qì guān zǔ chéng de　jī qì
人体是由多个复杂而又精密的器官组成的"机器"，

gè gè qì guān zhī suǒ yǐ néng yǒu tiáo bù wěn de jìn xíng gōng zuò　zhǔ yào shi shòu shén jīng
各个器官之所以能有条不紊地进行工作，主要是受神经

xì tǒng sī lìng bù　dà nǎo de tǒng yī zhǐ huī　dà nǎo wèi yú nǎo de zuì shàng
系统"司令部"——大脑的统一指挥。大脑位于脑的最上

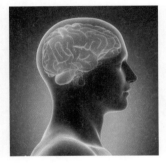

duān zhòng yuē kè xíng zhuàng yǒu diǎn xiàng hé tao rén
端，重约 1400 克，形状有点像核桃仁，

qí chéng fèn shì shuǐ kàn qǐ lai yǒu diǎn xiàng dòu fu
其成分 80% 是水，看起来有点像豆腐。

dàn tā bú shì fāng de ér shì yuán de yě bú shì bái
但它不是方的，而是圆的；也不是白

de ér shì dàn fěn sè de
的，而是淡粉色的。

神奇的大脑皮层

人类大脑皮层的厚度约为 2～3 毫米，由约 140 亿个神经细胞构成，总面积约为 2200 平方厘米。人类特有的语言功能即位于大脑皮层。

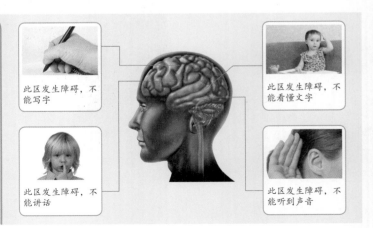

此区发生障碍，不能写字

此区发生障碍，不能看懂文字

此区发生障碍，不能讲话

此区发生障碍，不能听到声音

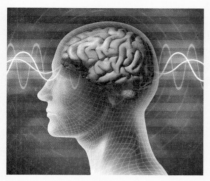

一个人的大脑储存的信息量相当于一万个藏书为1000万册的图书馆。

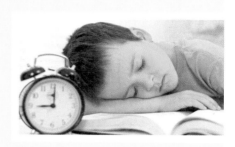

睡眠是大脑补充能量的一种方法。

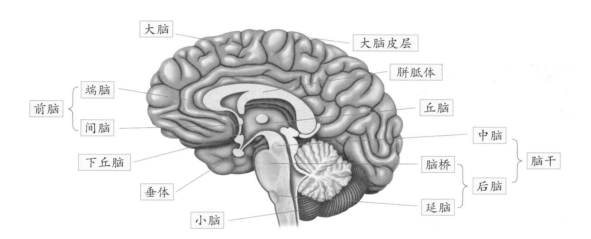

大脑

大脑皮层

胼胝体

前脑 { 端脑

间脑 }

丘脑

中脑

脑桥

后脑

脑干

下丘脑

垂体

延脑

小脑

大脑的结构

大脑通常分为左右两部分，左侧大脑半球管理右侧身体的运动和感觉，右侧大脑半球则管理身体的左侧部分。

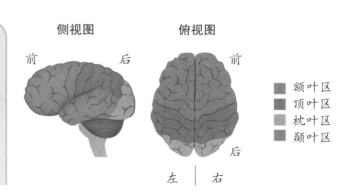

侧视图　　前　后

俯视图　　前　后

左　右

■ 额叶区
■ 顶叶区
■ 枕叶区
■ 颞叶区

02 骨骼——身体的大衣架

人体的骨骼是由不同形状的骨头组成的，骨与骨之间通过关节和韧带连接起来，就像一个大衣架，起着支撑身体、保护内部器官的作用，同时在肌肉的帮助下进行各种活动。假如没有了骨骼，人体就成了一堆肉，什么也不能做。成年人共有206块骨骼，按部位可分为颅骨、躯干骨和四肢骨三大部分；按形态可分为长骨、短骨、扁平骨、不规则骨和种子骨五种。

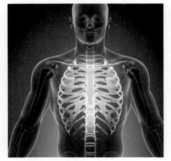

保护脏器的肋骨

人有肋骨12对，左右对称，后端与胸椎相连，前端仅第1～7肋借软骨与胸骨相连接，称为真肋；第8～12肋称为假肋。保护肺、心脏、肝脏等器官。

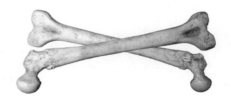

人体最长的骨头是股骨，即大腿骨，它通常占人体高度的27%左右，有记录的最长腿骨为75.9厘米。

骨骼的构成

骨主要由骨质、骨髓和骨膜三部分构成，里面有丰富的血管和神经组织。

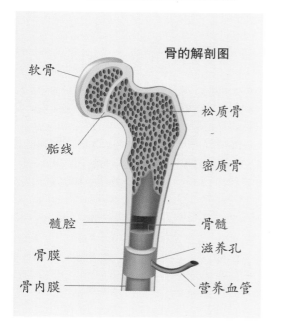

骨的解剖图

软骨

松质骨

骺线

密质骨

髓腔

骨髓

骨膜

滋养孔

骨内膜

营养血管

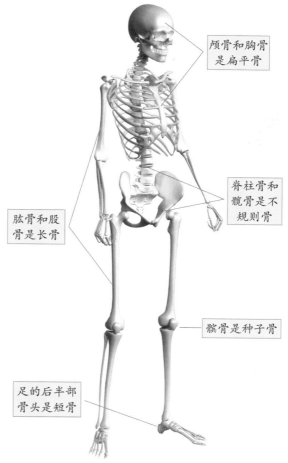

颅骨和胸骨是扁平骨

脊柱骨和髋骨是不规则骨

肱骨和股骨是长骨

髌骨是种子骨

足的后半部骨头是短骨

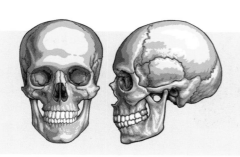

护卫大脑的颅骨

人体的颅骨由 29 块骨骼组成，起着保护大脑的作用。

03 肌肉——人体运动的发动机
jī ròu rén tǐ yùn dòng de fā dòng jī

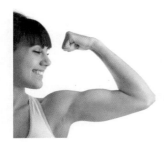

wǒ men shēn tǐ de yí qiè dà xiǎo huó dòng dōu yào kào jī
我们身体的一切大小活动都要靠肌
ròu de shōu suō lái wán chéng yīn cǐ jī ròu bèi chēng wéi rén
肉的收缩来完成，因此肌肉被称为"人
tǐ yùn dòng de fā dòng jī rén tǐ quán shēn de jī ròu gòng yuē
体运动的发动机"。人体全身的肌肉共约
kuài yuē zhàn tǐ zhòng de zhè xiē jī ròu yuē
639块，约占体重的40%。这些肌肉约
yóu yì tiáo jī xiān wéi zǔ chéng qí zhōng zuì cháng de jī xiān wéi dá lí mǐ
由60亿条肌纤维组成，其中最长的肌纤维达60厘米，
zuì duǎn de jǐn háo mǐ zuǒ yòu jī ròu dà de dá qiān kè xiǎo de jǐn jǐ kè
最短的仅1毫米左右。肌肉大的达2千克，小的仅几克
zhòng rén tǐ de jī ròu àn jié gòu hé gōng néng de bù tóng fēn wéi píng huá jī xīn jī
重。人体的肌肉按结构和功能的不同分为平滑肌、心肌
hé gǔ gé jī sān zhǒng tōng cháng wǒ men suǒ shuō de jī ròu dōu shì zhǐ gǔ gé jī
和骨骼肌三种。通常我们所说的肌肉都是指骨骼肌。

不知疲倦的心肌

心肌是心脏特有的肌肉组织，它始终自动地有节律地进行收缩。如果没有它，心脏便无法搏动。

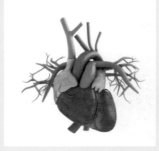

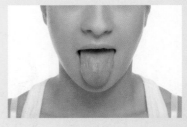

舌头是人体内最灵活的肌肉。

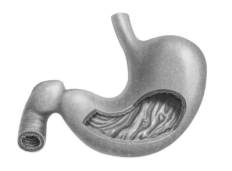

可以拉长的平滑肌

平滑肌分布在胃、肠的管道里，它们的运动缓慢而又持久。平滑肌比较容易拉长，因此吃饱了饭的胃比空胃大七八倍。

快缩快而有力的骨骼肌

人体共有骨骼肌600多块，它们主要附着在躯干和四肢的骨头上。骨骼肌的收缩快而有力，但耐力较差，容易疲劳。

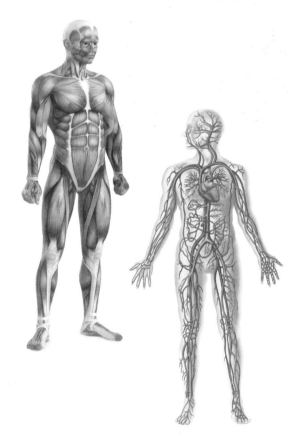

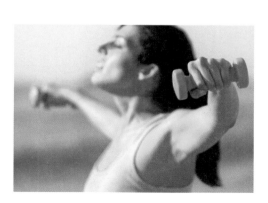

体育锻炼可促进肌肉的发育，增强肌力。

肌肉内含有丰富的毛细血管，总长度可达10万千米，可绕地球两圈半。

04 血液——流动的组织
xuè yè liú dòng de zǔ zhī

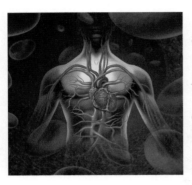

血液是心脏和血管腔内循环流动的一种红色不透明的液体，由血浆和悬浮于其中的血细胞组成，一个成人的血液约占体重的十三分之一。血浆为浅黄色半透明液体，大约占血液的55%，主要功能是运载血细胞，运送营养物质和废物。血细胞则分为红细胞、白细胞、血小板三类。其中，红细胞主要的功能是运送氧；白细胞主要扮演了免疫的角色；血小板则在止血过程中起着重要作用。

ABO 血型

人类的血液按抗原、抗体的不同，可分成A型、B型、AB型和O型四大类。

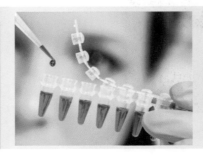

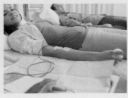

献血可以挽救他人的生命，是一种高尚品行。

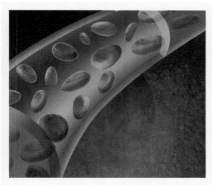

红细胞呈圆饼状，这有便于它运输氧和营养物质。

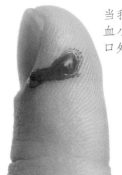

当我们受伤流血时，血小板就会跑到伤口处，使血液凝固。

血液的组成

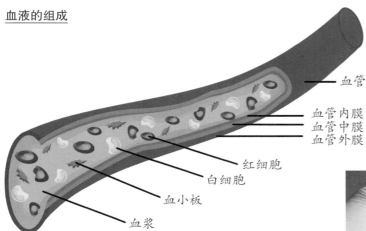

血管

血管内膜
血管中膜
血管外膜

红细胞

白细胞

血小板

血浆

重要的血液

　　一个成人大约有 5 升血液。健康人如果一次失血不超过总血量的 10%，对身体影响不太大；超过总血量的 20% 时，则对健康有严重影响；超过总血量的 30% 时就会危及生命。

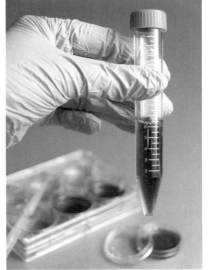

05 神经——神经纤维构成的组织
shén jīng　　shén jīng xiān wéi gòu chéng de zǔ zhī

shén jīng shì yóu xǔ duō shén jīng xiān wéi gòu chéng de zǔ zhī　zhěng gè shén jīng xì tǒng
神经是由许多神经纤维构成的组织。整个神经系统

yóu zhōng shū shén jīng xì tǒng hé zhōu wéi shén jīng xì tǒng gòu chéng　zhōng shū shén jīng xì tǒng bāo
由中枢神经系统和周围神经系统构成。中枢神经系统包

kuò nǎo hé jǐ suǐ　zhōu wéi shén jīng xì tǒng bāo kuò nǎo shén jīng　jǐ shén jīng hé zhí wù
括脑和脊髓，周围神经系统包括脑神经、脊神经和植物

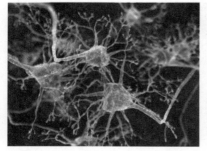

shén jīng　shén jīng yuán shì shén jīng xì tǒng de jī běn jié
神经。神经元是神经系统的基本结

gòu hé gōng néng dān wèi　tā shì yì zhǒng gāo dù tè huà
构和功能单位，它是一种高度特化

de xì bāo　jù yǒu gǎn shòu cì jī hé chuán dǎo xīng fèn
的细胞，具有感受刺激和传导兴奋

de gōng néng
的功能。

脊神经

　　脊神经由脊髓发出，主要支配身体和四肢的感觉、运动和反射，共有 31 对。

脊神经解剖图

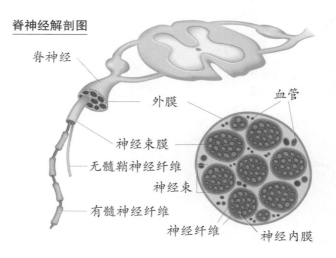

脊神经
外膜
血管
神经束膜
无髓鞘神经纤维
神经束
有髓神经纤维
神经纤维
神经内膜

功能强大的脑神经

人体有 12 对脑神经，主要支配头面部器官的感觉和运动。我们能看到周围事物，听见声音，闻出香臭，品尝味道，以及有喜怒哀乐的表情等，都是这 12 对脑神经在起作用。

脑神经

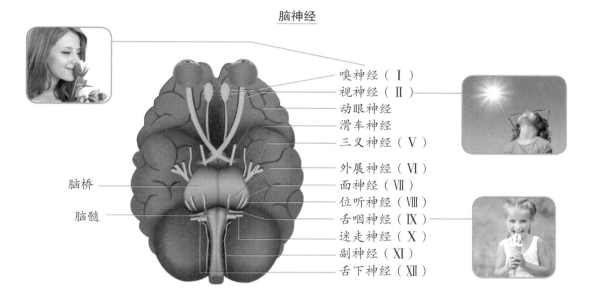

嗅神经（Ⅰ）
视神经（Ⅱ）
动眼神经
滑车神经
三叉神经（Ⅴ）
外展神经（Ⅵ）
面神经（Ⅶ）
位听神经（Ⅷ）
舌咽神经（Ⅸ）
迷走神经（Ⅹ）
副神经（Ⅺ）
舌下神经（Ⅻ）

脑桥
脑髓

奇妙的神经元

神经元由胞体和突起两部分构成。胞体的中央有细胞核，核的周围为细胞质；突起根据形状和机能分为树突和轴突。

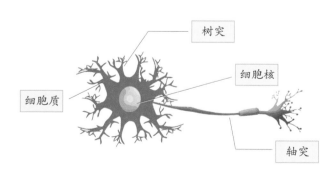

树突
细胞核
细胞质
轴突

06 皮肤——身体最大的器官
pí fū shēn tǐ zuì dà de qì guān

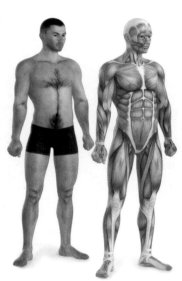

皮肤是身体表面包在肌肉外面的组织，是人体最大的器官，总重量占体重的 5%～15%，总面积为 1.5 平方米～2 平方米，厚度因人或部位而异，为 0.5 毫米～4 毫米。皮肤覆盖全身，可以保护体内各种组织和器官免受外界有害物质的侵袭，同时还具有排汗、感觉冷热和压力的作用。

皮肤的结构

皮肤由表皮、真皮和皮下组织构成，并含有附属器官（汗腺、皮脂腺、指甲、趾甲）以及血管、淋巴管、神经和肌肉等。

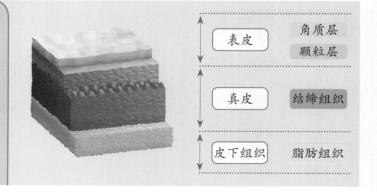

表皮	角质层
	颗粒层
真皮	结缔组织
皮下组织	脂肪组织

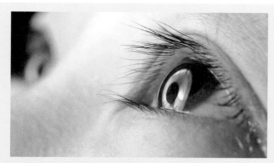

人体眼部的皮肤最薄，只有不到 1 毫米。

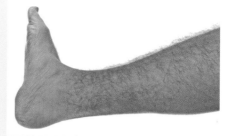

人体最厚的皮肤在足底部，厚度达 4 毫米。

皮肤的颜色

人体的皮肤有白、黄、红、棕、黑等几种颜色，主要因人种、年龄及部位不同而异。

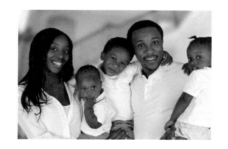

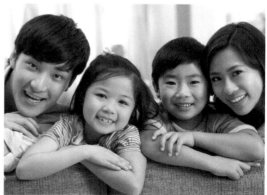

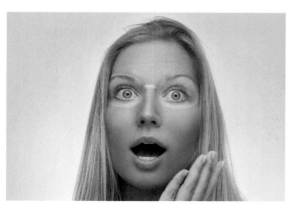

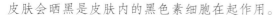

皮肤会晒黑是皮肤内的黑色素细胞在起作用。

07 毛发——人体的信息之窗
máo fà rén tǐ de xìn xī zhī chuāng

máo fà shì pí fū de fù shǔ wù jǐ hū biàn jí quán shēn tōng cháng máo fà kě
毛发是皮肤的附属物，几乎遍及全身，通常毛发可

fēn chéng yìng máo yǔ cuì máo liǎng lèi yìng máo yòu kě fēn wéi cháng máo hé duǎn máo máo fà
分成硬毛与毳毛两类，硬毛又可分为长毛和短毛。毛发

jù yǒu bǎo hù pí fū hé bǎo chí tǐ wēn de zuò yòng tóng shí yě shì chù jué qì guān dāng
具有保护皮肤和保持体温的作用，同时也是触觉器官，当

wǒ men qīng chù dào shēn tǐ biǎo miàn shí máo fà de gēn bù jiù huì chǎn shēng qīng wēi de dòng
我们轻触到身体表面时，毛发的根部就会产生轻微的动

zuò zhè yī dòng zuò huì lì kè bèi wéi rào zài máo gàn sì zhōu de shén jīng xiǎo fēn zhī suǒ
作；这一动作会立刻被围绕在毛干四周的神经小分支所

jié qǔ rán hòu jīng yóu gǎn jué shén jīng chuán sòng dào dà nǎo qù yīn cǐ wǒ men shuō máo
截取，然后经由感觉神经传送到大脑去，因此我们说毛

fà shì rén tǐ de xìn xī zhī chuāng
发是人体的信息之窗。

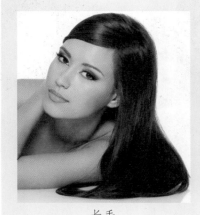
长毛

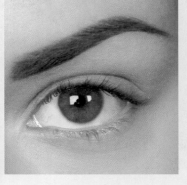
短毛

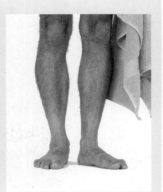
毳毛

毛发的生长速度

毛发的生长速度是不一致的，其中头发的生长速度最快，每天生长 0.27 ～ 0.4 毫米，腋毛每天生长 0.21 ～ 0.38 毫米，其他部位约 0.2 毫米。

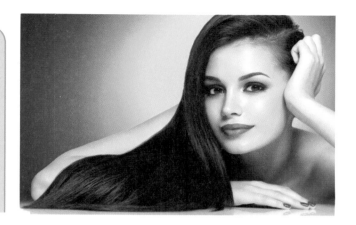

毛发的结构

毛发由毛干和毛根组成，外露部分叫毛干，皮肤内的部分叫毛根，毛根外面包有毛囊。毛囊上附有立毛肌。

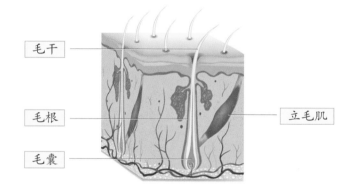

毛干

毛根

立毛肌

毛囊

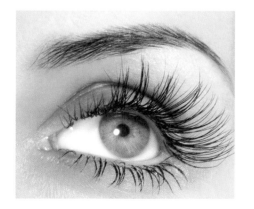

毛发的作用

一个人的头发有 10 万根左右，夏天防晒，冬天保暖，还能减少头部机械损伤。眉毛和睫毛可以防止异物落入眼内，鼻毛可以阻止灰尘侵入。

08 指甲——皮肤的附属器官
zhǐ jia　　　　pí fū de fù shǔ qì guān

我们通常所说的指甲包括手指甲和脚指甲，它是由皮肤衍生而来的，保护末节指腹免受损伤，维护其稳定

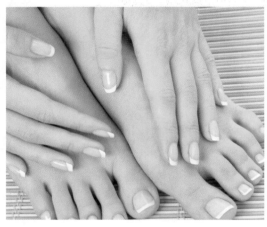

性的皮肤附属器官。此外，指甲还能帮助人体做一些细致的工作，如协助手抓、捏、挤等。健康的指甲通常光滑、亮泽、圆润饱满、呈粉红色。

指甲的生长速度

指甲和头发一样，总是不停地生长，婴儿时每周约生长 0.7 毫米，之后随年龄增长而加快，成年后每周平均可生长 1～1.4 毫米，但多数人在 30 岁以后速度减慢。

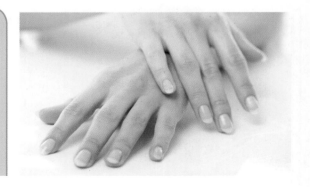

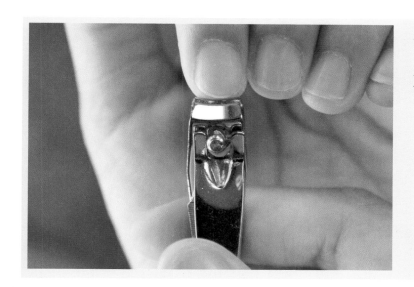

指甲的主要成分是角蛋白，没有血管和神经，所以我们在剪指甲的时候不会感到疼痛。

指甲的构造

指甲分为甲板、甲床、甲壁、甲沟、甲根、甲上皮、甲下皮等几个部分。

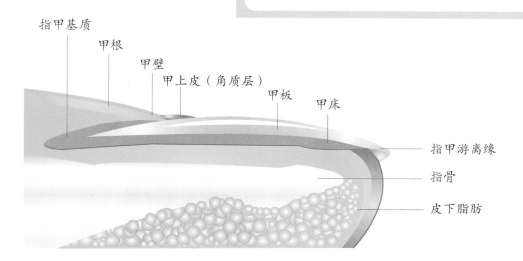

指甲基质
甲根
甲壁
甲上皮（角质层）
甲板
甲床
指甲游离缘
指骨
皮下脂肪

09 眼睛——观察世界的窗口
yǎn jing　　guān chá shì jiè de chuāng kǒu

眼睛是人类感官中最重要的器官，大脑中大约有80%的知识都是通过眼睛获取的。读书识字、看图赏画、

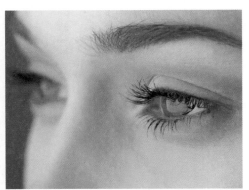

欣赏美景等都要用到眼睛。眼睛能辨别不同颜色和亮度的光线，并将这些信息转变成神经信号，传送给大脑。因此，眼睛是人体观察世界的窗口。

眼睛为什么会有"眼屎"

我们的眼睑上有一个叫作睑板腺的腺体，它可以分泌油脂滋润睑缘。当这些油脂与进入眼睛里的尘土以及泪水蒸发后的残留物混合在一起时，就会形成"眼屎"。

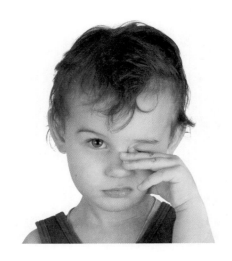

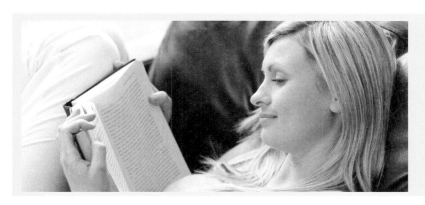

为了保护好我们的眼睛，平时要养成正确的用眼习惯，不要长时间看电视、玩游戏，更不要在强光下看书，并养成正确的读书和写字姿势。

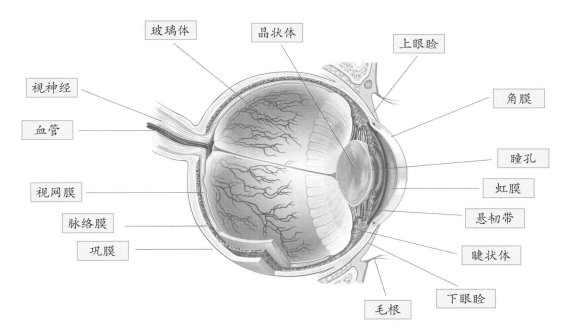

眼睛的结构

　　人的眼睛由眼球和眼的附属器官组成，主要部分是眼球。眼球包括眼球壁、眼内腔和内容物、神经、血管等组织。

10 耳朵——精密的"雷达系统"

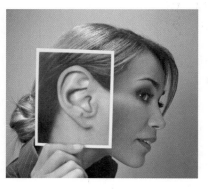

耳朵是人类的听觉器官，它位于眼睛后面，具有辨别振动的功能，能将振动发出的声音转换成神经信号，然后传给大脑。在脑中，这些信号又被翻译成我们可以理解的词语、音乐和其他声音。我们的耳朵就像是一个精密的"雷达系统"，凭借耳朵，我们才能分辨各种各样的自然与生物现象，才能听到大千世界千奇百怪的声音。

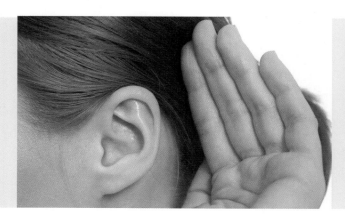

人类的听觉范围是有限的，而且到中年以后会变得越来越小。所以上了年纪的人大多数听力会下降。

耳朵的结构

耳朵由外耳、中耳、内耳三部分构成。

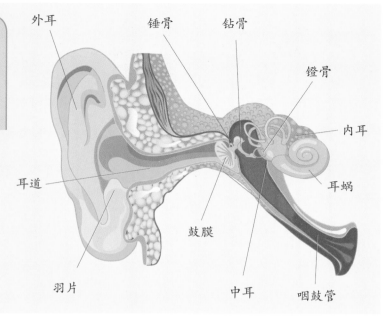

外耳　锤骨　钻骨　镫骨　内耳　耳蜗　鼓膜　羽片　中耳　咽鼓管　耳道

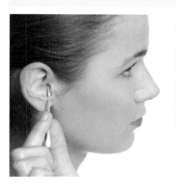

经常挖耳朵是一种不良习惯，容易诱发多种耳朵疾病。如果不小心刺伤耳膜，还可引起听力下降。

耳朵为什么最怕冷

耳朵处于神经末梢，血流量少，加之除了耳垂部分有脂肪组织能保温外，其余部分只有较薄的皮肤包着软骨，因此到了冬天格外怕冷。

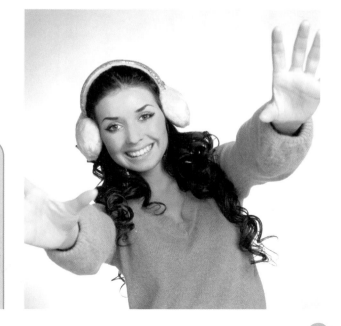

11 鼻子——气味分析仪

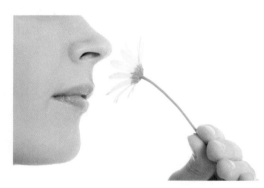

在生活中，我们之所以能闻到美食的香甜，嗅到花草的芬芳，都是因为有鼻子的存在。在鼻腔的内壁，有一块约5平方厘米的黏膜，上面分布着约1000万个嗅觉细胞，它们能将感受到的刺激转化成特定的信息，通过嗅觉神经传入大脑，于是人就闻到了各种气味。因此，鼻子又被誉为绝妙的"气味分析仪"。

重要的呼吸"设备"

鼻子还是人体和外界进行气体交换的通道。当人体吸入空气时，鼻子不但能起到温暖和湿润空气的作用，还能阻挡空气中的异物和病菌。

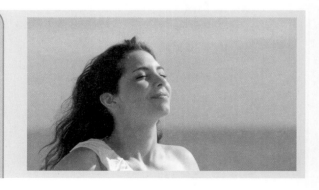

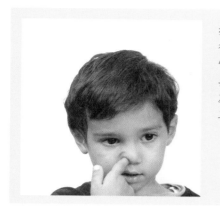

挖鼻孔是一个很不好的习惯，它会破坏鼻腔黏膜，诱发鼻炎和鼻出血。

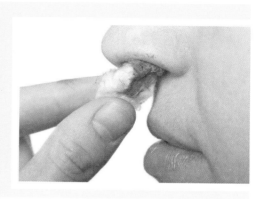

鼻子的结构

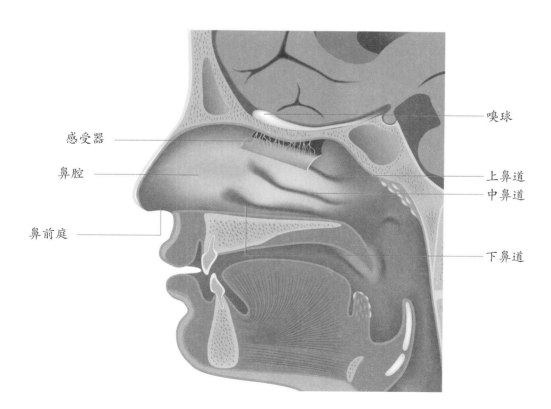

感受器

鼻腔

鼻前庭

嗅球

上鼻道

中鼻道

下鼻道

12 嘴唇——多功能器官

zuǐ chún　　　duō gōng néng qì guān

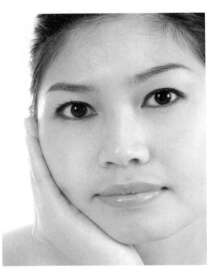

zuǐ chún wèi yú miàn bù de zhèng xià fāng　shì
嘴唇位于面部的正下方，是

rén liǎn bù fēi cháng zhòng yào de yí bù fen　　rén lèi
人脸部非常重要的一部分。人类

de zuǐ chún shì yí gè duō gōng néng qì guān　tā de
的嘴唇是一个多功能器官，它的

dì yī dà gōng néng shì chī dōng xi　dì èr dà gōng
第一大功能是吃东西，第二大功

néng shì shuō huà　cǐ wài　tā hái kě yǐ bǎo hù kǒu
能是说话。此外，它还可以保护口

qiāng hé zuò chū fēng fù de biǎo qíng　yīn cǐ　bǎo hù
腔和做出丰富的表情。因此，保护

hǎo wǒ men de zuǐ chún shì shí fēn zhòng yào de
好我们的嘴唇是十分重要的。

嘴唇的结构

嘴唇分为上唇和下唇，闭在一起时只有一条横缝，即口裂。口裂的两头叫口角。在上唇中部有一条纵沟，称人中，这是人类特有的结构。

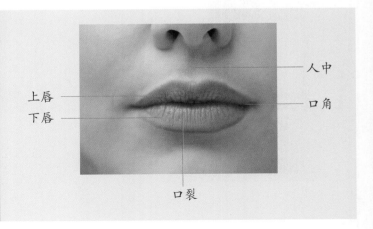

人中

上唇

下唇

口角

口裂

嘴唇为什么是红色的

嘴唇的表皮很薄、非常柔软，而且透明，所以皮肤下面鲜红的血液就能透出来，使嘴唇呈现出红色。

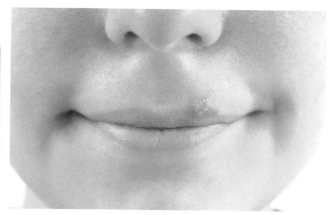

嘴唇起疱是上火的表现。

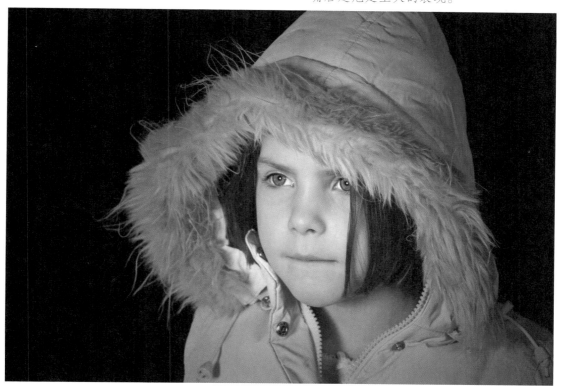

小孩子经常咬下嘴唇是一个不好的习惯，这将会对牙齿和口腔颌面部的发育和形态造成不良影响。

13 舌头——味道探测器

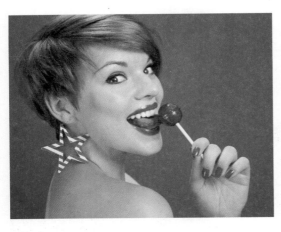

shé tou shì wèi yú kǒu qiāng zhōng de
舌头是位于口腔中的
yí dà shù jī ròu　　yě shì rén tǐ zhōng gōng
一大束肌肉，也是人体中功
néng zuì duō de qì guān zhī yī　　tā de zhǔ
能最多的器官之一，它的主
yào gōng néng shì néng gòu gǎn shòu wèi dào　shǐ
要功能是能够感受味道，使
rén lǐng lüè shí wù de měi wèi hé jìn shí de
人领略食物的美味和进食的
lè qù　　lìng wài hái yǒu xī shǔn　jiǎo bàn
乐趣。另外还有吸吮、搅拌
shí wù　bāng zhù tūn yān hé fā shēng děng gōng néng
食物、帮助吞咽和发声等功能。

舌头的味觉感受区

　　舌头就像一个味道探测器，舌尖对甜味敏感，舌边前部对咸味敏感，舌边后部对酸味敏感，舌根对苦味最敏感。

舌头的味觉感受区

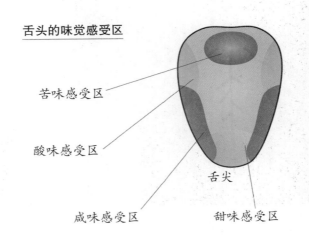

苦味感受区

酸味感受区

舌尖

咸味感受区

甜味感受区

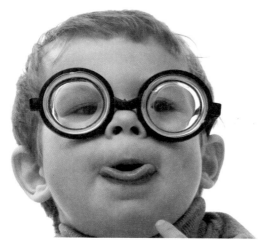

舌头主要由平滑肌组成，因此能够灵活地进行伸缩、卷曲等动作。

舌头的构造

舌头上面有一层厚厚的黏膜，黏膜上有许多细小的舌乳头。舌乳头里有味觉感受器——味蕾。

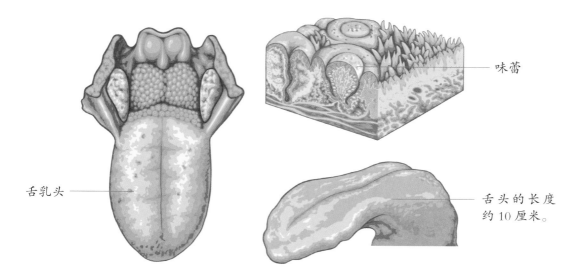

味蕾

舌乳头

舌头的长度约 10 厘米。

14 牙齿——人体最坚硬的器官

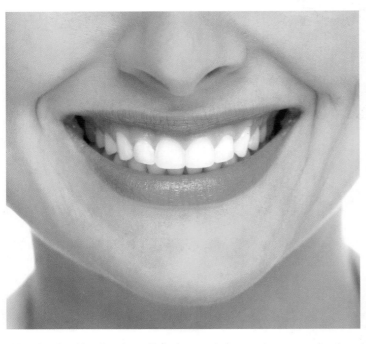

牙齿是人体不可缺少的器官，也是消化系统的第一关。我们不论是食用蔬菜、水果，还是肉类，都要先依靠牙齿把它们嚼烂，使之与消化液混合，各种营养物质才能被更充分地消化吸收，所以牙齿又被称为食物粉碎机。一般而言，牙齿呈白色，质地坚硬，是人体中最坚硬的器官。但牙齿也是有生命的，每颗牙齿中央的牙髓内都含有血管及神经，它们能使牙齿获得营养并感觉热、冷、压力及疼痛。

牙齿的功能

牙齿按形态可分为切牙、尖牙和磨牙。切牙的功能是切断食物，尖牙用以撕碎食物，磨牙则能磨碎食物。

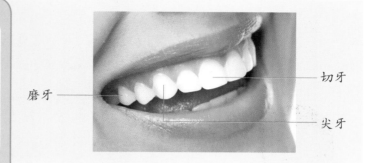

磨牙

切牙

尖牙

牙齿的结构

牙齿分为牙冠、牙颈和牙根三部分。又分为牙釉质、牙本质、牙髓等。

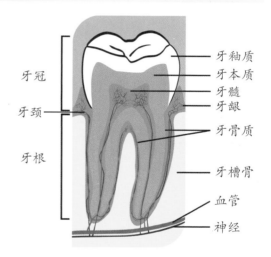

牙冠

牙颈

牙根

牙釉质
牙本质
牙髓
牙龈
牙骨质
牙槽骨
血管
神经

换牙

人在一生中先后会长两次牙，首次长出的叫"乳牙"，到二岁左右出齐，共二十个。六岁左右，乳牙逐渐脱落，长出"恒牙"，共三十二个。

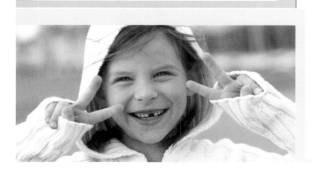

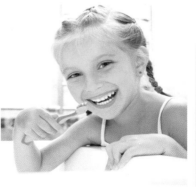

为保证牙齿健康，我们应每天早晚刷牙两次。

15 手——抓握物体

shǒu zhuā wò wù tǐ

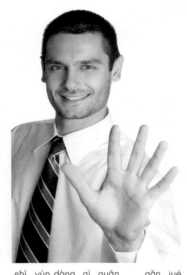

手是人体的一个重要器官，也是极为有特色的一个器官。手具有精细操作的能力，这是人类进化的重要标志，人可以通过各种操作满足生存需要、认识各种事物、学习各种知识、创造和使用各种工具从而改造和创造世界。所以手不仅是运动器官、感觉器官、更是认识和学习的器官。

独一无二的指纹

手指上的指纹不仅能使手在接触物件时增加摩擦力从而更容易发力及抓紧物件，还是人体独特的标记，每个人的指纹都是独一无二的。

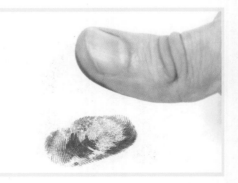

灵巧的手

人的两只手相互对称，每只手有 29 块骨头，由 123 条韧带联系在一起，由 35 条强劲的肌肉来牵引，48 条神经来控制，整个手掌结构由 30 多条动脉及数量众多的小血管来滋养。

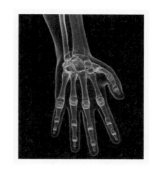

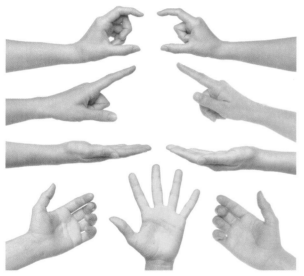

人的手指能各自向内弯曲，并能左右轻微摆动，人类透过弯曲手指能做出不同的手势。

手的功能

手的主要功能为拿取、推拉、抓握物品等。我们可以通过手做很多不同的动作和活动，如打字、执笔写字、用勺子吃东西、拍球、驾车、与他人沟通，等等。

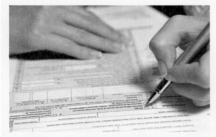

执笔写字

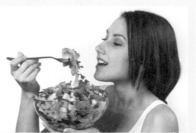

用勺子吃东西

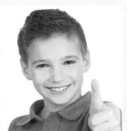

与他人沟通

16 脚——支撑体重
jiǎo zhī cheng tǐ zhòng

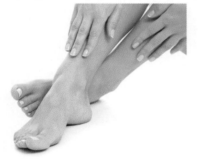

rén lèi chú le yǒu liǎng zhī zuǒ yòu duì chèn de shǒu yǐ wài，hái yǒu liǎng zhī zuǒ yòu
人类除了有两只左右对称的手以外，还有两只左右

duì chèn de jiǎo，tā men shì rén tǐ zhòng yào de fù zhòng qì guān hé yùn dòng qì guān，rén
对称的脚，它们是人体重要的负重器官和运动器官。人

de měi zhī jiǎo shang yǒu kuài gǔ tou，gè guān jié，tiáo dà xiǎo bù tóng de
的每只脚上有26块骨头，33个关节，20条大小不同的

jī ròu，bìng yǒu tiáo jiān gù de rèn dài，yǐ jí
肌肉，并有114条坚固的韧带，以及

wú shù líng mǐn de shén jīng yǔ fēng fù de xuè guǎn。jiǎo de
无数灵敏的神经与丰富的血管。脚的

jié gòu jīng miào jué lún，yīn cǐ bèi shēng lǐ xué jiā yù
结构精妙绝伦，因此被生理学家誉

wéi jiě pōu xué shàng de qí jì
为"解剖学上的奇迹"！

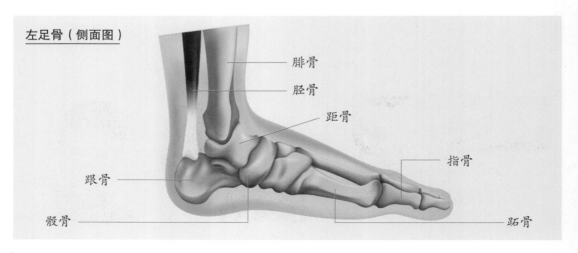

左足骨（侧面图）

腓骨
胫骨
距骨
指骨
跟骨
骰骨
跖骨

多功能的双脚

　　双脚能够做出许多动作，如踢、蹿、跳、踹等，能造就出许多高难度水准，甚或人体极限的竞技运动，譬如：跳高、跳远，等等。

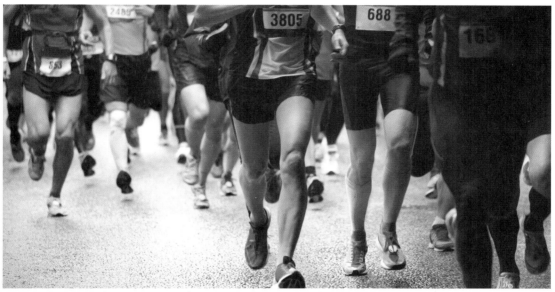

现代人类一生之中，双足平均触地次数超越 1000 万次以上。

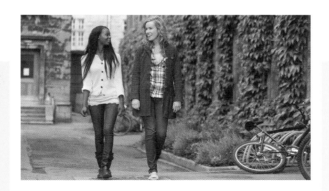

惊人的承重能力

　　一个 50 千克体重的人，双脚每日累积承受的总压力竟在几百吨上下。

17 心脏——循环系统中的动力

xīn zàng xún huán xì tǒng zhōng de dòng lì

心脏是循环系统中的动力，其大小相当于本人的拳头，外形像桃子，位于横膈之上、两肺之间偏左的位置。

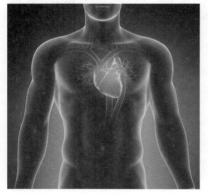

心脏主要由心肌构成，有左心房、左心室、右心房、右心室四个腔。左右心房之间和左右心室之间均由间隔隔开，故互不相通，心房与心室之间有瓣膜，这些瓣膜使血液只能由心房流入心室，而不能倒流。

心跳的速度

在生命过程中，心脏始终有节律地进行收缩和舒张，这就产生了"心跳"。一般成年人每分钟心跳约 60 ~ 80 次，儿童的心率比较快，9 个月以内的婴儿，每分钟可达 140 次左右。

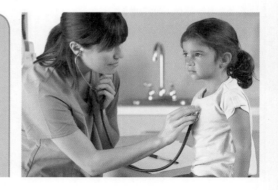

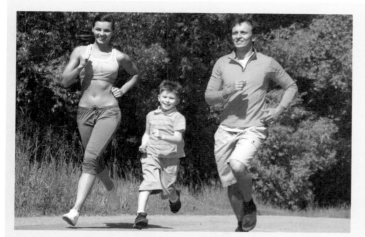

坚持锻炼可以有效预防心脏老化。

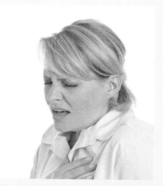

当出现胸闷或胸口刺痛时，可能有心脏疾病，应及时就医。

心脏构造及血液运行

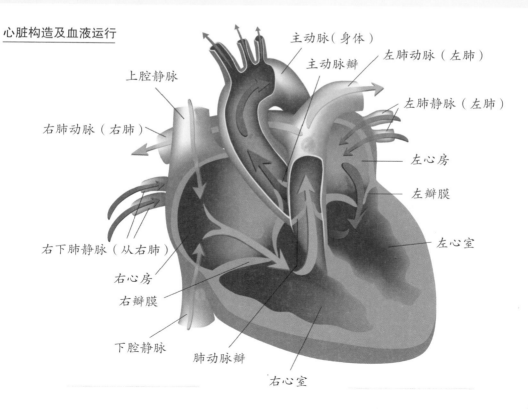

主动脉（身体）

主动脉瓣

左肺动脉（左肺）

上腔静脉

右肺动脉（右肺）

左肺静脉（左肺）

左心房

左瓣膜

右下肺静脉（从右肺）

右心房

右瓣膜

左心室

下腔静脉

肺动脉瓣

右心室

18 肝脏——人体最大的腺体

gān zàng shì rén tǐ nèi zàng zhōng zuì dà de qì guān　yě shì rén tǐ xiāo huà xì tǒng
肝脏是人体内脏中最大的器官，也是人体消化系统

zhōng zuì dà de xiàn tǐ　tā wèi yú fù qiāng de yòu shàng bù　zài yòu cè héng gé mó zhī
中最大的腺体。它位于腹腔的右上部，在右侧横隔膜之

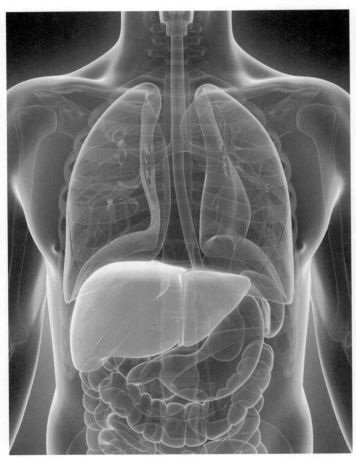

xià　dǎn náng hé yòu bian shèn
下，胆囊和右边肾

zàng de qián fāng　wèi de shàng
脏的前方，胃的上

fāng　gān zàng de zhǔ yào gōng
方。肝脏的主要功

néng shì fēn mì dǎn zhī　tiáo
能是分泌胆汁、调

jié dàn bái zhì　zhī fáng hé
节蛋白质、脂肪和

tàn shuǐ huà hé wù de xīn chén
碳水化合物的新陈

dài xiè děng　hái yǒu jiě dú
代谢等，还有解毒、

zào xuè hé níng xuè zuò yòng
造血和凝血作用。

肝脏的结构

正常的肝脏呈红褐色，质地柔软，隔面有一条镰状韧带将肝脏分为左右两部分。右叶大而厚，左叶小而薄。

肝脏结构图

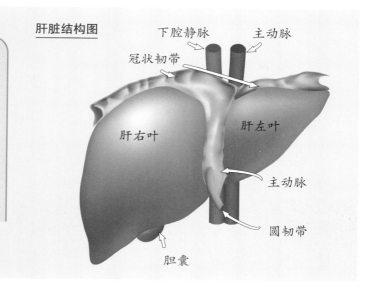

下腔静脉　主动脉
冠状韧带
肝右叶　　肝左叶
主动脉
圆韧带
胆囊

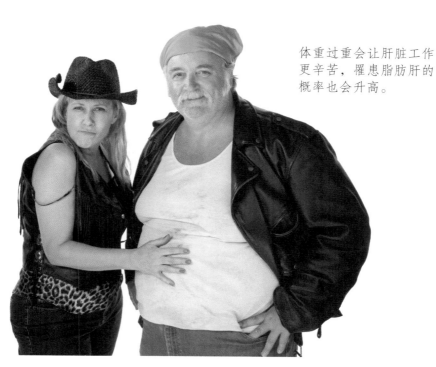

体重过重会让肝脏工作更辛苦，罹患脂肪肝的概率也会升高。

19 脾脏——人体的安全保卫部
pí zàng　　　　　rén tǐ de ān quán bǎo wèi bù

pí zàng wèi yú zuǒ shàng fù bù　　wèi de hòu fāng　　héng gé mó de xià fāng　　pí
脾脏位于左上腹部，胃的后方，横膈膜的下方。脾

zàng jiù xiàng shì rén tǐ de ān quán bǎo wèi bù　　néng gòu jí shí de qīng chú xuè yè zhōng de
脏就像是人体的安全保卫部，能够及时地清除血液中的

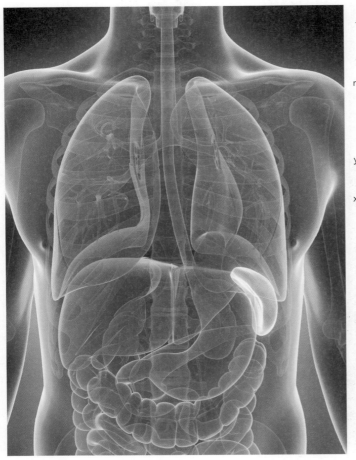

yì wù　　bìng jūn yǐ jí shuāi
异物、病菌以及衰

lǎo sǐ wáng de xì bāo　　hái
老死亡的细胞，还

néng gòu zhù cún xuè yè　　zài
能够贮存血液，在

jǐn jí yùn dòng　　shī xuè　　quē
紧急运动、失血、缺

yǎng děng yìng jī zhuàng tài shí
氧等应激状态时

xiàng qí tā qì guān bǔ chōng xuè
向其他器官补充血

yè　　dàn pí zàng yě shì yí gè
液。但脾脏也是一个

hěn cuì ruò de qì guān　　dāng shòu
很脆弱的器官，当受

dào qiáng dà wài lì dǎ jī shí
到强大外力打击时，

hěn róng yì pò liè chū xuè zhì rén
很容易破裂出血致人

sǐ wáng
死亡。

脾脏的形态特征

脾脏是一个颜色暗红、质地柔软、呈拳头状的器官，成年人的脾大致有巴掌那么大，重 200 克左右，由几条韧带将其"悬挂"在上腹部。

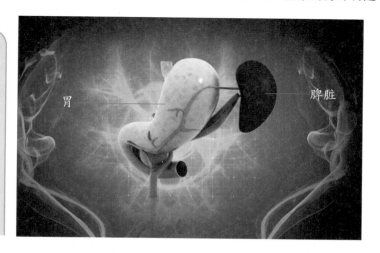

胃　　　　脾脏

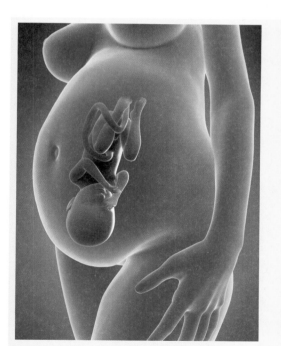

脾脏在胚胎早期曾是一个造血器官。

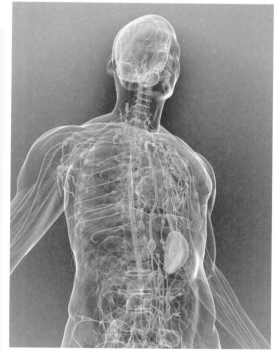

在出生后，脾只产生淋巴细胞，不能生成其他血细胞。

20 肺脏——人体的换气机

fèi zàng　　　　　rén tǐ de huàn qì jī

肺脏是呼吸系统的主要器官，是人体与外界气体交换的重要场所。它位于人体的胸腔内，由左肺和右肺两部分组成，像两个大大的、海绵一样的袋子，富有弹性。婴幼儿的肺呈淡红色，随着年龄增长，空气中的尘埃和炭粒等被吸入肺内并沉积，使肺变为暗红色或深灰色。生活在烟尘污染重的环境中的人和吸烟者的肺呈棕黑色。

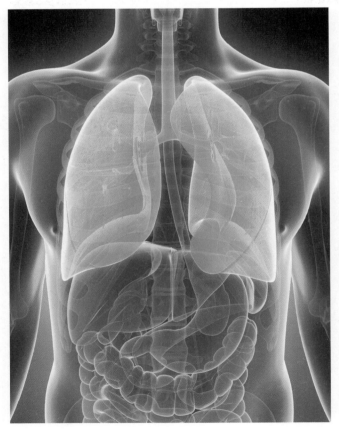

肺泡

肺泡是肺中的无数细支气管末端膨大的小囊泡，它是肺部气体交换的主要部位，也是肺的功能单位。

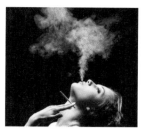

抽烟是一种不健康的生活习惯，直接影响肺脏健康。

人体的呼吸系统

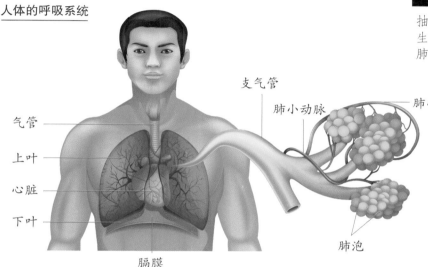

气管

上叶

心脏

下叶

膈膜

支气管

肺小动脉

肺小静脉

肺泡

成人约有3亿～4亿个肺泡，总面积近100平方米，比人的皮肤的表面积还要大好几倍。

像树枝一样的肺

肺是以支气管反复分支形成的支气管树为基础构成的。左、右支气管在肺门分成二级支气管，二级支气管又分出三级支气管，如此依次反复分支23～25级，最后形成肺泡。

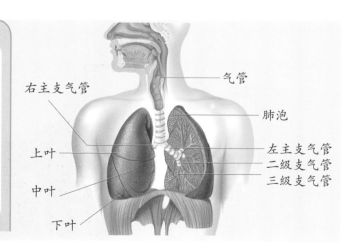

右主支气管

气管

肺泡

左主支气管

二级支气管

三级支气管

上叶

中叶

下叶

21 肾脏——人体的排毒专家

shèn zàng rén tǐ de pái dú zhuān jiā

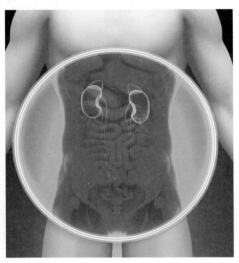

肾脏位于腹膜后脊柱两旁的浅窝中，为成对的扁豆状器官。肾脏长 10～12 厘米、宽 5～6 厘米、厚 3～4 厘米、重 120～150 克，是人体的重要排泄器官，其主要功能是过滤形成尿液并排出代谢废物，调节体内的电解质和酸碱平衡，被称为人体的排毒专家。

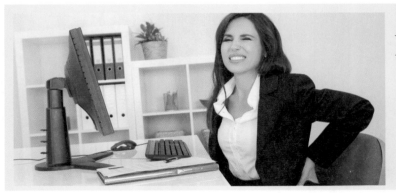

长时间腰酸背痛要小心肾脏疾病。

肾的构造

肾脏可分为肾实质和肾盂两部分。肾实质分为皮质和髓质，肾盂是一种扁平、呈漏斗形的管道，负责运送尿液至输尿管。

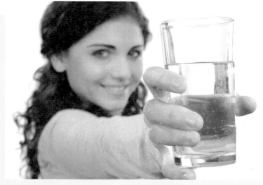

每日喝足8杯水，多补充维生素B6，可以减少尿中草酸钙的生成，减少肾结石的发生。

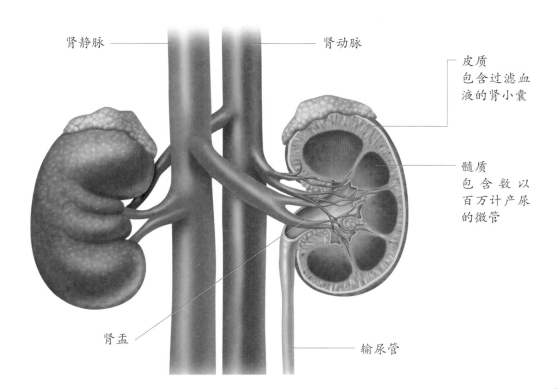

肾静脉

肾动脉

皮质
包含过滤血液的肾小囊

髓质
包含数以百万计产尿的微管

肾盂

输尿管

22 胃——人体的加油站
wèi rén tǐ de jiā yóu zhàn

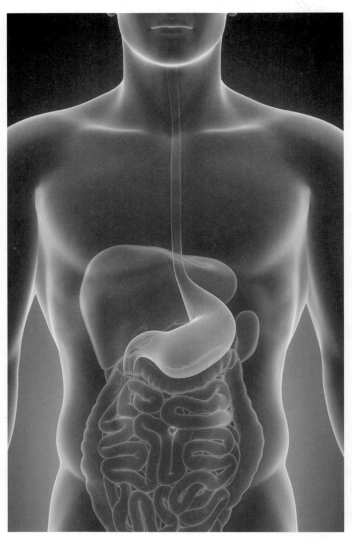

wèi wèi yú rén tǐ shàng
胃位于人体上
fù bù de zhèng zhōng bù shàng
腹部的正中部，上
jiē shí dào xià jiē shí èr
接食道，下接十二
zhǐ cháng xíng zhuàng xiàng yí gè
指肠，形状像一个
dà qié zi tā de jī ròu
大茄子，它的肌肉
bì kě yǐ hěn dà chéng dù de
壁可以很大程度地
yán shēn yǐ chéng fàng shí wù
延伸以盛放食物，
bìng qiě kě yǐ shōu suō yǐ jiǎo
并且可以收缩以搅
bàn shí wù cóng ér shǐ shí
拌食物，从而使食
wù yì yú xiāo huà rén tǐ
物易于消化。人体
suǒ xū yào de néng liàng dà dōu
所需要的能量大都
lái yuán yú wèi de shè qǔ
来源于胃的摄取，
yīn cǐ wèi yòu bèi chēng wéi
因此，胃又被称为
rén tǐ de jiā yóu zhàn
人体的加油站。

胃的结构

胃的入口叫贲门，出口叫幽门，两门都有括约肌把守。当食物进入胃里后，胃壁就会慢慢扩张。

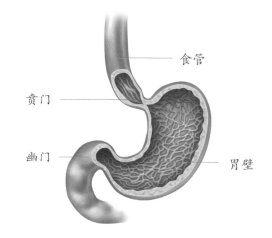

食管

贲门

幽门

胃壁

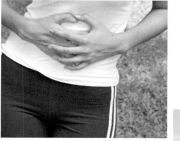

胃有很强的再生能力，其表面每分钟能够产生约50万个新细胞，相当于三天就可以长出一个新胃。

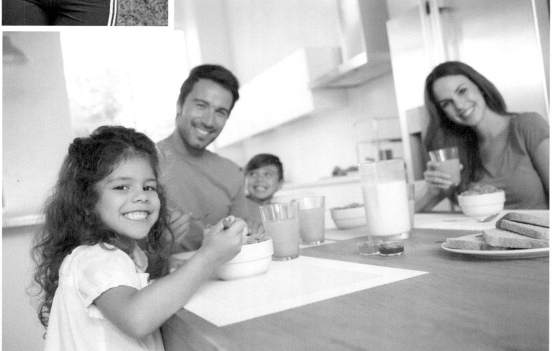

要保护好胃就要吃好早餐，并且要选用温热、富含营养的食物，如牛奶、面包、水果、蔬菜等。

23 小肠——消化吸收的主战场
xiǎo cháng　　　　xiāo huà　xī　shōu　de　zhǔ zhàn chǎng

xiǎo cháng pán qū yú fù qiāng nèi　　shàng lián wèi yōu mén　　xià jiē máng cháng　zhí
小肠盘曲于腹腔内，上连胃幽门，下接盲肠，直
jìng yuē　　　　lí mǐ　quáncháng　　　mǐ　shì shí wù xiāo huà xī shōu de zhǔ yào chǎng
径约35厘米，全长5～6米，是食物消化吸收的主要场

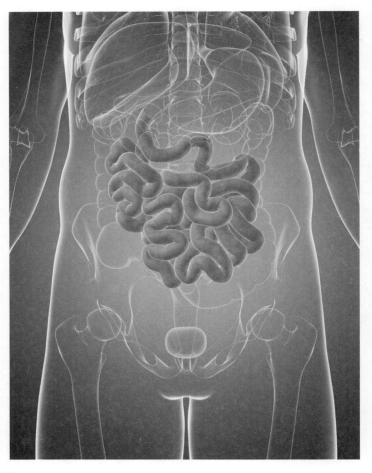

suǒ　　gēn jù xíng tài hé jié
所。根据形态和结
gòu biàn huà　　xiǎo cháng fēn
构变化，小肠分
wéi shí èr zhǐ cháng　　kōng
为十二指肠、空
cháng hé huí cháng sān bù fen
肠和回肠三部分。
shí èr zhǐ cháng cháng dù dà
十二指肠长度大
yuē wéi　　gè shǒu zhǐ de
约为12个手指的
kuān dù zǒng hé　　yuē
宽度总和（约24
lí mǐ　　　kōng cháng dà yuē
厘米），空肠大约
zhàn xiǎo cháng zǒng cháng dù de
占小肠总长度的
huí cháng zé zhàn dà
60%，回肠则占大
yuē
约40%。

小肠绒毛

小肠壁的内表面有大量的环形皱襞，皱襞上有许多绒毛状的突起，叫小肠绒毛。小肠绒毛可增大小肠吸收的面积也起到过滤物质的作用。

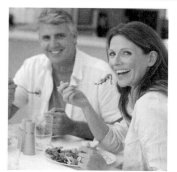

我们吃下去的食物通常会在小肠内停留3～8小时，这给消化和吸收提供了充分的时间。

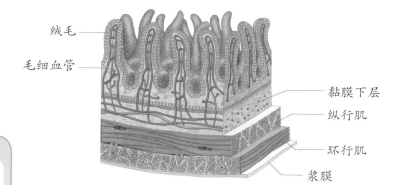

绒毛

毛细血管

黏膜下层

纵行肌

环行肌

浆膜

小肠的分层结构

小肠管壁由黏膜、黏膜下层、肌层和浆膜构成。

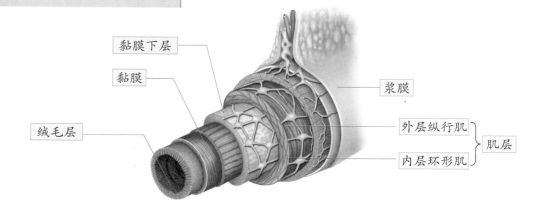

黏膜下层

黏膜

绒毛层

浆膜

外层纵行肌 ⎫
⎬ 肌层
内层环形肌 ⎭

24 大肠——消化吸收的终点站
dà cháng — xiāo huà xī shōu de zhōng diǎn zhàn

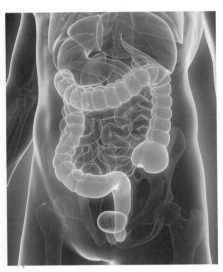

dà cháng wèi yú fù qiāng zhōng qǐ zì huí
大肠位于腹腔中，起自回
cháng xiàng yí gè fāng kuàng wéi rào zài kōng cháng huí
肠，像一个方框围绕在空肠、回
cháng de zhōu wéi shì shí wù xiāo huà xī shōu de zhōng
肠的周围，是食物消化吸收的终
diǎn zhàn dà cháng zài wài xíng shang yǔ xiǎo cháng yǒu
点站。大肠在外形上与小肠有
míng xiǎn de bù tóng yì bān dà cháng kǒu jìng jiào cū
明显的不同，一般大肠口径较粗，
cháng bì jiào bó qí zhǔ yào gōng néng shì xī shōu shuǐ
肠壁较薄，其主要功能是吸收水
fèn xíng chéng fèn biàn
分、形成粪便。

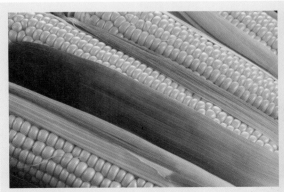

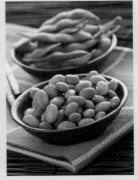

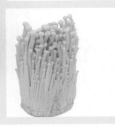

维护肠道健康应多食富含粗纤维的食物，如玉米、豆类、芦笋、金针菇等。

神秘的阑尾

在盲肠后端，有一条形如蚯蚓的细小盲管，即是阑尾。阑尾在胎儿和青少年时期有重要的作用，但随着年龄增长会逐渐退化。

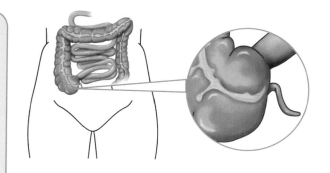

大肠结构图

整个大肠由盲肠、升结肠、横结肠、降结肠、乙状结肠和直肠六部分组成，成人的大肠全长约 1.5 米。

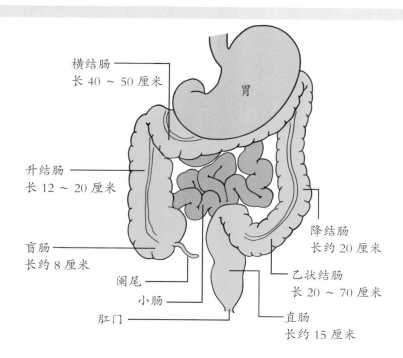

横结肠
长 40 ～ 50 厘米

胃

升结肠
长 12 ～ 20 厘米

盲肠
长约 8 厘米

阑尾

小肠

肛门

降结肠
长约 20 厘米

乙状结肠
长 20 ～ 70 厘米

直肠
长约 15 厘米

25 胰腺——不起眼的大角色

胰腺是位于我们身体腹部深处的一个非常不起眼的小器官，它的外形像一把勺子，颜色呈黄色。

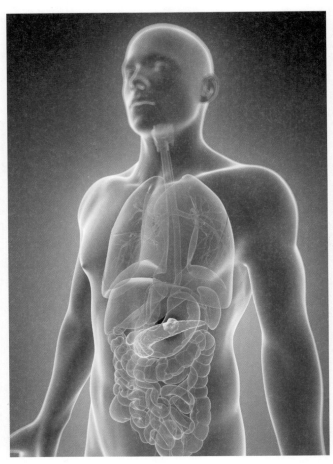

胰腺虽小，但作用非凡，它是人体的第二大消化腺。胰腺分为外分泌腺和内分泌腺两部分。内分泌腺对人体各器官有调节作用。外分泌腺由腺泡和腺管组成，腺泡分泌胰液，胰液内含碱性的碳酸氢盐和各种消化酶，它们经胰管排入十二指肠，消化糖、蛋白质和脂肪。

胰岛

胰岛是胰腺下的内分泌部分，是许多大小不等和形状不定的细胞团，散布在胰腺的各处，胰岛产生的激素叫胰岛素，可控制碳水化合物的代谢，如果胰岛素分泌不足则患糖尿病。

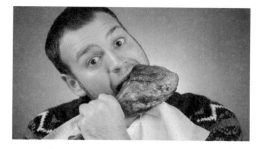

暴饮暴食会增加胰腺负担，引发急性胰腺炎。

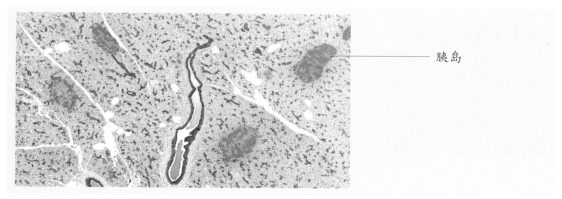

胰岛

胰腺结构图

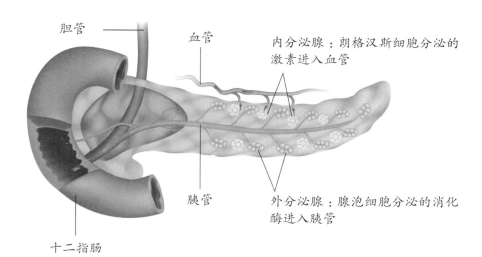

胆管

血管

内分泌腺：朗格汉斯细胞分泌的激素进入血管

胰管

外分泌腺：腺泡细胞分泌的消化酶进入胰管

十二指肠

26 膀胱——尿液贮存器

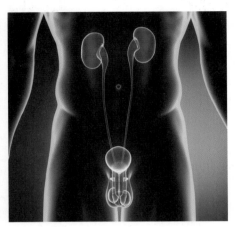

膀胱位于下腹前部中央的骨盆内，它是一个由平滑肌组成的囊状器官。肾脏产生的尿液进入输尿管后，就在膀胱中贮存起来。在膀胱的后端有一个出口与尿道相通，膀胱与尿道的交界处有括约肌，可以控制尿液的排出。膀胱空虚时是呈锥体形的，充盈时则变为卵圆形。成人膀胱可以容纳300～500毫升尿液。

尿道

尿道是从膀胱通向体外的管道。女性尿道粗而短，长约5厘米；男性尿道细长，长约18厘米（图见下页）。

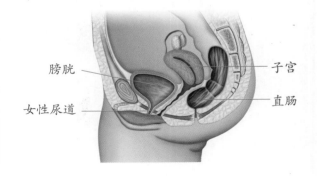

膀胱

女性尿道

子宫

直肠

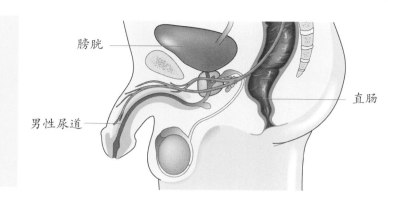

膀胱

直肠

男性尿道

神经系统如何控制排尿

当尿液达到一定的量时，膀胱内逼尿肌因受到膨胀刺激而产生阵发性收缩，感觉神经就会将排尿感觉传到大脑，再由中枢神经等输出至膀胱，使膀胱逼尿肌收缩从而排出尿液。

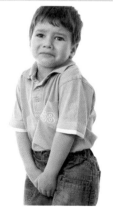

憋尿是一种很不好的习惯，时间长了会损伤膀胱的正常调节功能，严重的还会引发肾盂肾炎、导致结石等。

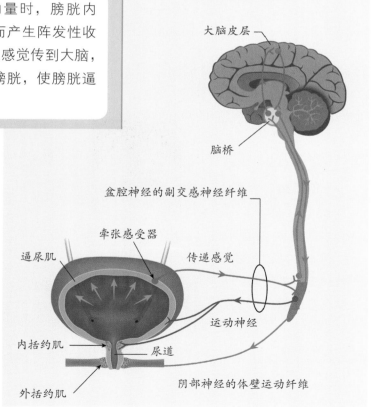

神经系统控制排尿

大脑皮层

脑桥

盆腔神经的副交感神经纤维

牵张感受器

逼尿肌

传递感觉

内括约肌

尿道

运动神经

外括约肌

阴部神经的体壁运动纤维

27 肛门——粪便的出口
gāng mén　　　　fèn biàn de chū kǒu

gāng mén shì xiāo huà dào mò duān tōng xiàng tǐ wài de kāi kǒu　suī rán zhǐ shì yí gè
肛门是消化道末端通向体外的开口，虽然只是一个

xiǎo xiǎo de chū kǒu　dàn tā yě shì rén tǐ yí gè zhòng yào de qì guān　jù yǒu shì fàng
小小的出口，但它也是人体一个重要的器官，具有释放

rén tǐ fèi qì　pái xiè rén tǐ fèi wu　zǔ zhǐ cháng nèi róng wù bú zì zhǔ yì chū tǐ
人体废气，排泄人体废物，阻止肠内容物不自主溢出体

wài　tóng shí zǔ zhǐ wài jiè yì wù jìn rù cháng qiāng děng zhòng yào zuò yòng
外，同时阻止外界异物进入肠腔等重要作用。

肛门的形态特征

肛门平时紧闭呈一前后纵裂，排便时扩张呈圆形，直径大约2～3厘米。肛门处的皮肤呈黑色，皮内有行囊、汗腺及皮脂腺，常因肌肉收缩，形成许多放射形的皱襞。

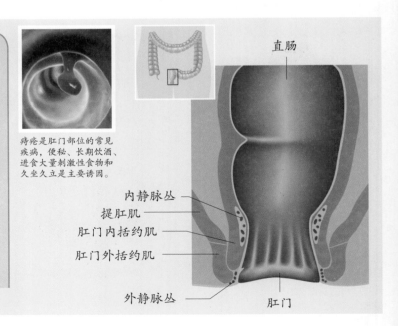

痔疮是肛门部位的常见疾病，便秘、长期饮酒、进食大量刺激性食物和久坐久立是主要诱因。

直肠

内静脉丛
提肛肌
肛门内括约肌
肛门外括约肌

外静脉丛

肛门

第二章

奇特的生理现象

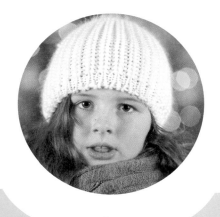

28 睡眠——帮助身体恢复体能
shuì mián　　　bāng zhù shēn tǐ huī fù tǐ néng

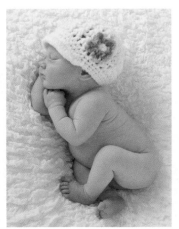

zài rén de yì shēngzhōng　yǒu jiāng jìn sān fēn zhī yī de shí jiān shì zài shuì mián zhōng
在人的一生中，有将近三分之一的时间是在睡眠中

dù guò de　gāng chū shēng de yīng ér jī hū měi tiān yào shuì
度过的。刚出生的婴儿几乎每天要睡

gè xiǎo shí　jí shǐ chéng nián hòu　měi tiān zhì shǎo yào
20个小时，即使成年后，每天至少要

shuì　xiǎo shí　rén wèi shén me yào shuì jiào ne
睡 6～7 小时。人为什么要睡觉呢？

zhè shì yīn wèi shuì mián kě yǐ shǐ rén men de dà nǎo hé shēn
这是因为睡眠可以使人们的大脑和身

tǐ dé dào xiū xi　xiū zhěng hé huī fù　yǒu zhù yú rén
体得到休息、休整和恢复，有助于人

men rì cháng de gōng zuò hé xué xí
们日常的工作和学习。

睡眠的姿势

人的心脏位置偏左，因此，对于一个健康人来说，睡眠的最好体位应该是右侧位或仰卧位，这样既不会压迫心脏，又利于身体的放松休息。

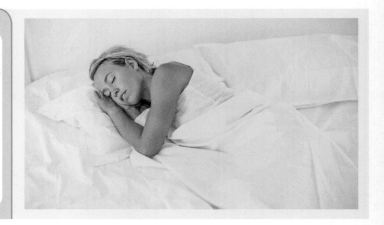

睡眠不足的危害

　　睡眠不足不但会影响大脑的创造性思维和处理事物的能力，还会影响青少年的生长发育，导致疾病产生。

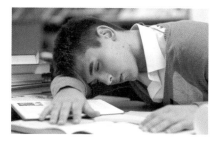

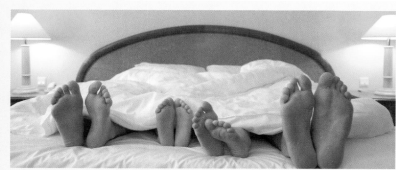

开灯睡觉或蒙头睡觉都是一种不好的习惯，对身体健康极为不利。

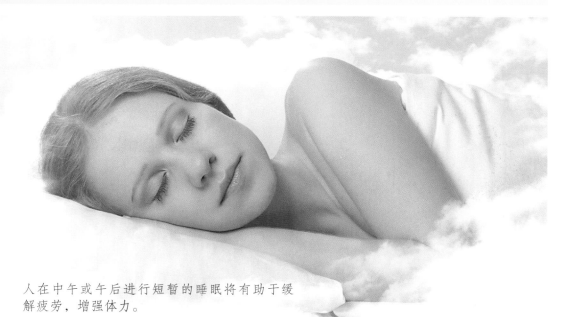

　　人在中午或午后进行短暂的睡眠将有助于缓解疲劳，增强体力。

29 做梦——大脑皮层活跃所致

zuò mèng ——— dà nǎo pí céng huó yuè suǒ zhì

每个人都有做梦的经历。人之所以会做梦，是因为人在进入睡眠状态之后，大脑皮层仍处于兴奋活跃状态，所以脑海中就会出现各种奇幻情景，从而产生梦境。据研究，人们的睡眠是由快速动眼睡眠和非快速动眼睡眠两种形式交替进行的，梦多出现于快速动眼睡眠阶段。

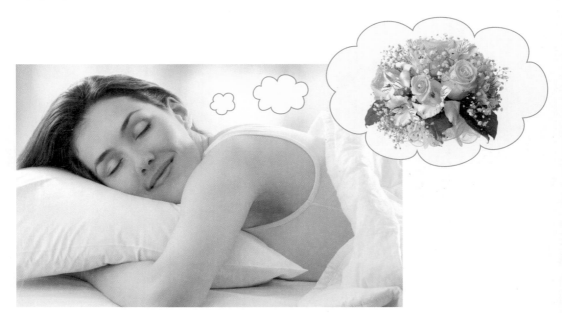

做梦有助于大脑健康

做梦是人类的一种正常生理现象，心理学家认为，梦境可帮助你进行创造性思维，有不少著名科学家、文学家的丰硕成果便是得益于梦的启迪。

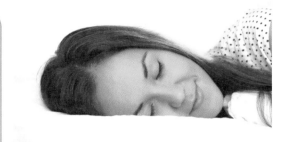

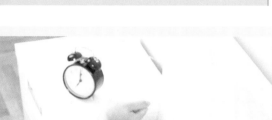

人能记住的梦多是在快要醒来时，而刚入睡时的梦一般都记不得。

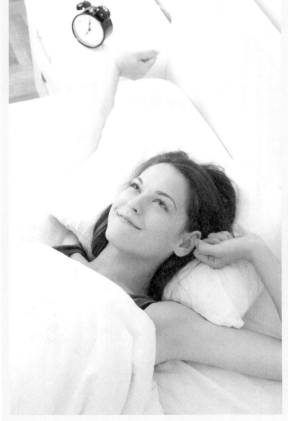

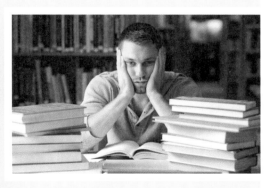

生活中的某些事给我们造成心理压力时往往也会以梦境的形式表现出来。

30 打哈欠——人体自发的生理反应

dǎ hā qian　　rén tǐ zì fā de shēng lǐ fǎn yìng

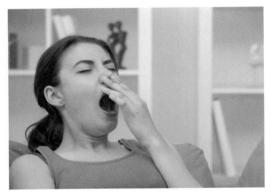

rén zài kùn fá shí cháng cháng huì bù tíng de dǎ hā qian　dǎ hā qian shì yì zhǒng
人在困乏时常常会不停地打哈欠。打哈欠是一种

rén tǐ zì fā de shēng lǐ fǎn yìng　　tā xiàng xīn tiào　hū xī yí yàng　bú shòu rén de
人体自发的生理反应，它像心跳、呼吸一样，不受人的

yì zhì suǒ kòng zhì　dǎ hā qian bù jǐn kě
意志所控制。打哈欠不仅可

yǐ pái chū tǐ nèi guò duō de èr yǎng huà tàn
以排出体内过多的二氧化碳，

ér qiě duì bǎo hù nǎo xì bāo　zēng jiā nǎo
而且对保护脑细胞，增加脑

xì bāo de gòng yǎng　tí gāo rén tǐ de yìng
细胞的供氧，提高人体的应

jī néng lì jù yǒu liáng hǎo de zuò yòng
激能力具有良好的作用。

人为什么要打哈欠？

哈欠是一种自身的"提神"反映，一次打哈欠的时间大约为6秒钟，在这期间人闭目塞听，全身神经、肌肉会得到完全松弛。

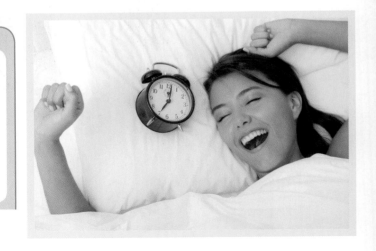

会传染的哈欠

哈欠具有"传染性"，一个人打哈欠，周围的人也会陆续跟着打哈欠。不过这只是一种心理暗示，与感冒传染等不同。

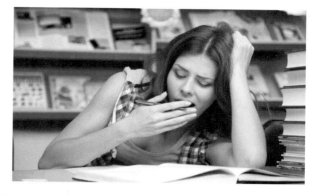

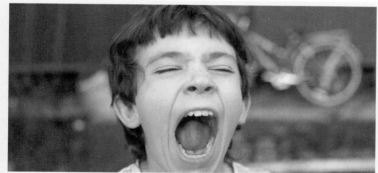

人在打哈欠的时候嘴巴张得很大，为的是尽可能多地呼出二氧化碳，吸进氧气。

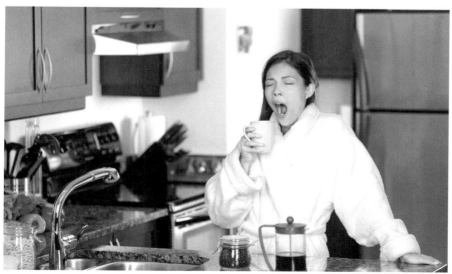

早晨起床后往往也哈欠不止，这可以促进大脑皮层的各个功能区由抑制状态转变为兴奋状态，以便进行正常的工作。

31 打喷嚏——对于强烈刺激的防御反应

dǎ pēn tì duì yú qiáng liè cì jī de fáng yù fǎn yìng

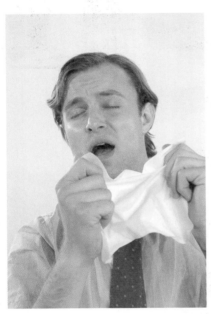

打喷嚏是我们在日常生活中经常会遇到的一种生理现象。当有异物进入鼻子时，位于鼻黏膜上的三叉神经就会向作用于肺部的呼吸肌肉发出指令，猛烈地排出空气，将异物"驱逐出境"。因此，打喷嚏是鼻黏膜或鼻咽部受到刺激所引起的一种防御性呼吸反射。

惊人的喷嚏

人在打喷嚏时，一次可以喷出 10 万个唾液飞沫，这些唾沫会以每小时 145 千米的速度在空气中飞速前进。

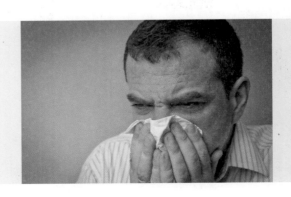

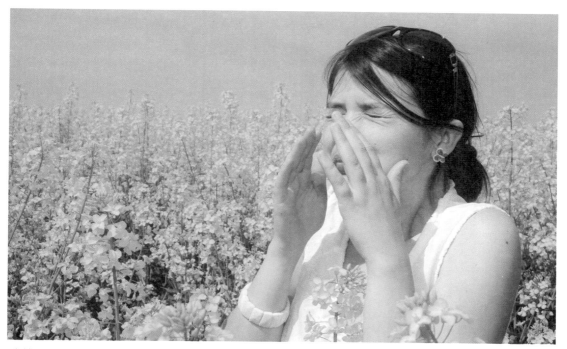

过敏体质的人在接触到花粉、粉尘等过敏源后，会出现连续打喷嚏的现象。

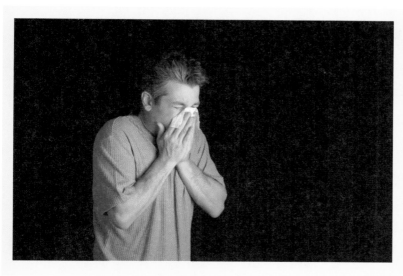

喷嚏的飞沫中带有病毒或细菌，故要养成喷嚏时用手帕遮掩口鼻的习惯。

32 打嗝——膈肌痉挛收缩的表现

dǎ gé gé jī jìng luán shōu suō de biǎo xiàn

有时在我们吃饱饭，或者是喝了饮料之后，胸腔内
会不由自主地收缩，喉咙里还会发出奇怪的声响，这种
现象就是人们常说的打嗝，医学上称之为"呃逆"。打
嗝是因为膈肌不由自主地收缩（痉挛），空气被迅速吸进
肺内，两条声带之间的裂
隙骤然收窄而引发的奇怪
声响。

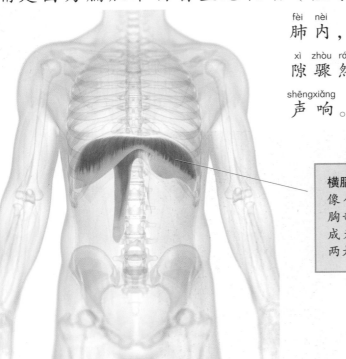

横膈肌

像个大锅盖，将
胸部与腹部分隔
成为胸腔与腹腔
两大部分。

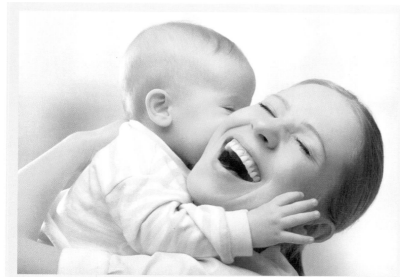

婴儿打嗝时，可将婴儿抱起，用指尖在婴儿的嘴边或耳边轻轻搔痒，一般至婴儿发出笑声，打嗝即可停止。

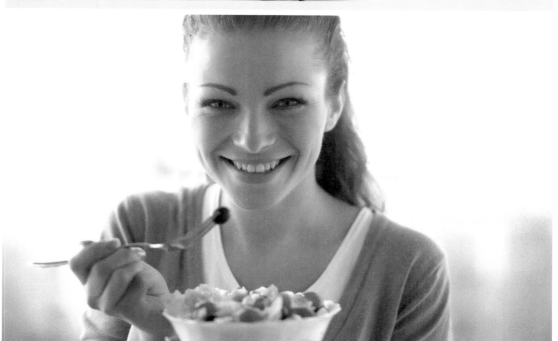

进食时引起打嗝可以暂停进食，做几次深呼吸，往往在短时内能止住。

33 打寒战——刺激下的应激反应

人在受到寒冷刺激时常常会不由自主地浑身颤抖，这就是我们常说的打寒战。打寒战实际上就是机体在受到刺激的情况下，骨骼肌不由自主地收缩的一种应激反应。骨骼肌收缩时，细胞会产生能量来支持肌肉运动。而产生的能量中除一部分用于细胞自身活动，大部分以热能形式散失。打寒战说明人体需要补充能量，代表着人感到冷。

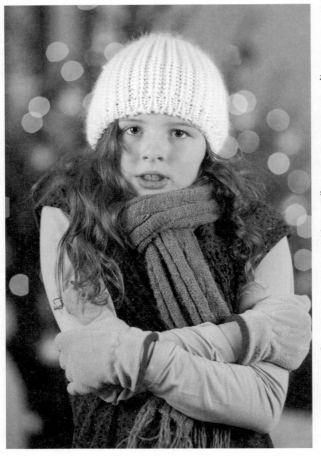

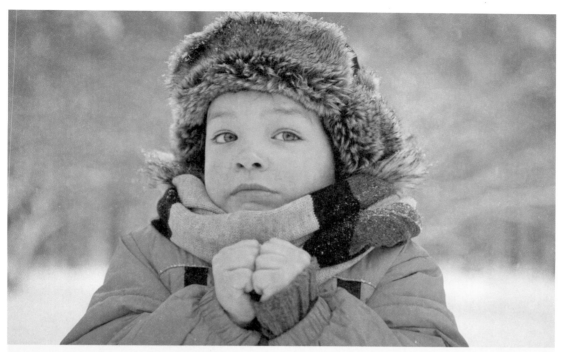

人在受到惊吓后，也会出现打寒战的现象。

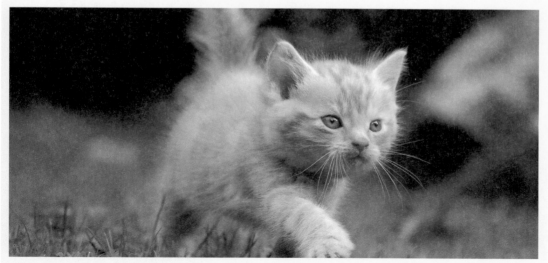

打寒战的现象不仅人类有，很多小动物也有，小猫和小狗在户外待久了也会打寒战。

34 起鸡皮疙瘩——立毛肌收缩的表现

当人体感到寒冷时，人的皮肤上就会出现所谓的鸡皮疙瘩。鸡皮疙瘩实际上是立毛肌收缩的表现。立毛肌一端起自真皮的乳头层，另一端插入毛囊中部侧面的结缔组织鞘内，与皮面形成钝角。当立毛肌收缩时，毛发直立，皮肤就会被扭转而产生鸡皮样外观。鸡皮疙瘩可以防止热量的大量散失，起到保温隔热的作用。

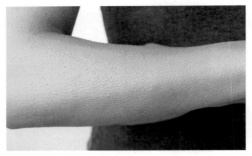

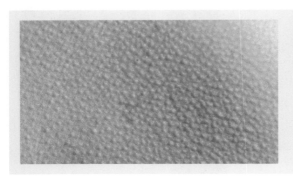

当发生恐惧、害怕等情绪变化时，交感神经兴奋，肾上腺素水平增高，也会使立毛肌收缩，毛发直立，即发生所谓的毛骨悚然、起鸡皮疙瘩现象。

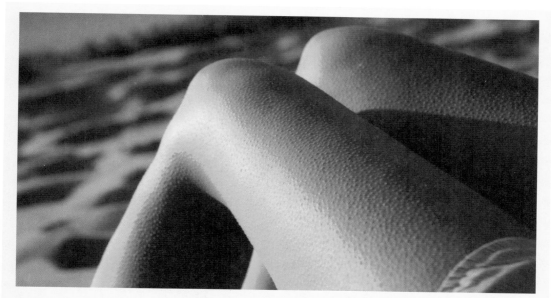

穿得暖和一些，让自己身处安静的环境中以及避免惊吓，都可以减少产生鸡皮疙瘩。

立毛肌的表演

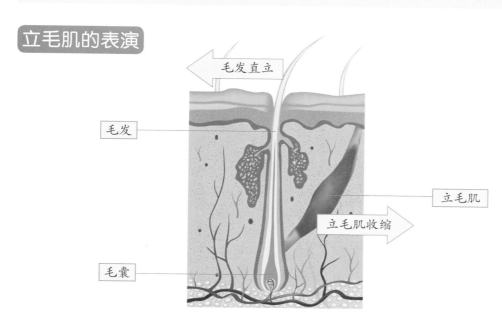

毛发直立

毛发

立毛肌

立毛肌收缩

毛囊

35 怕挠痒——小脑在预警

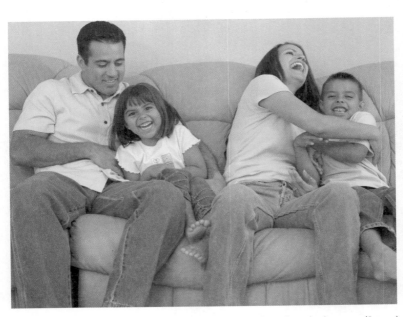

当被别人挠痒时，很多人都会因为觉得痒而大笑起来。可是，自己挠自己时，却往往没有什么感觉。这是为什么呢？其实这是人的小脑在起作用。当自己挠自己时，小脑会发出一个信号，告诉大脑不要对这种刺激做出反应。但是，当被别人挠时，即便预先知道，小脑也不会发出警告信号，大脑会对外来刺激立刻做出反应，因此人就会觉得特别痒。

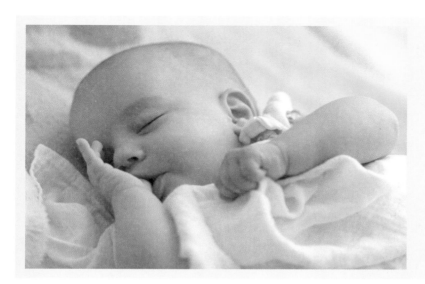

有调查研究显示：新生儿根本不怕痒，4岁左右最怕痒，感情丰富的人也比较怕痒。

最怕痒的地方

我们的腋窝、腹股沟、脚底心、腰部等位置对痒最敏感。

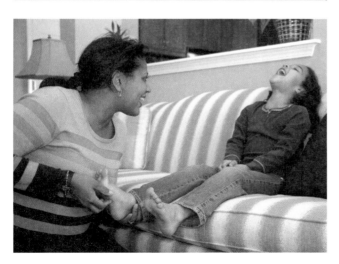

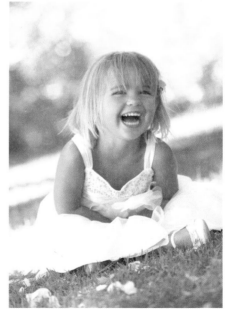

过度挠痒会令人持续狂笑，导致肺里的空气越来越少，从而失去呼吸能力，最终因缺氧窒息而死亡。

36　出汗——身体散热的方式
chū hàn　shēn tǐ sàn rè de fāng shì

rén lèi chū hàn jiù rú zhí wù jìn xíng guāng hé zuò yòng zhēng fā shuǐ fèn yí yàng shì
人类出汗就如植物进行光合作用蒸发水分一样，是

yì zhǒng shēng lǐ xiàn xiàng　zài rén de shēn shang zhǎng yǒu liǎng zhǒng hàn xiàn fēn bù zài yè
一种生理现象。在人的身上长有两种汗腺：分布在腋

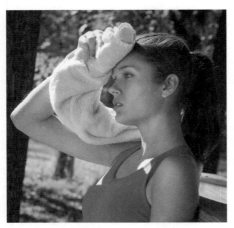

wō děng chù de dà hàn xiàn hé biàn bù quán shēn de xiǎo
窝等处的大汗腺和遍布全身的小

hàn xiàn dāng qì wēn huò tǐ wēn shēng gāo shí rén
汗腺。当气温或体温升高时，人

tǐ tōng guò zhè xiē hàn xiàn zhēng fā chū lai de shuǐ fèn
体通过这些汗腺蒸发出来的水分

jiù shì hàn yè chū hàn shì shēn tǐ sàn rè de yì
就是汗液。出汗是身体散热的一

zhǒng fāng shì tōng guò sàn rè shēn tǐ cái dé yǐ
种方式，通过散热，身体才得以

bǎo chí yí dìng de tǐ wēn
保持一定的体温。

数量众多的汗腺

　　人身上的小汗腺约有200～500万个，平均一个指头那么大的皮肤就有120个，前额、鼻尖等部位的汗腺达180个以上。

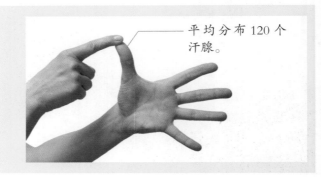

平均分布120个汗腺。

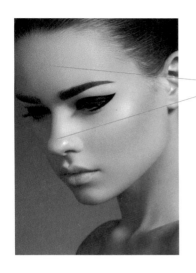

前额、鼻尖等部位的汗腺达180个以上。

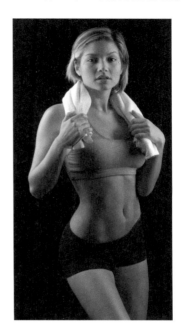

运动性出汗

由于运动量过大导致的身体出汗反应属于运动性出汗。

神经性出汗

情绪紧张、过度兴奋或痛觉刺激引起的出汗反应属于神经性出汗。

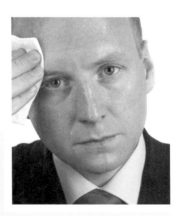

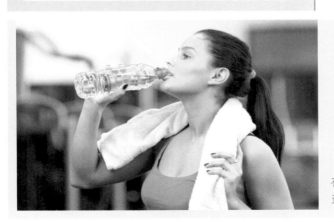

在大量出汗后，要喝些淡盐水或含盐饮料以补充水分和盐类。

37 流口水——唾液分泌增多

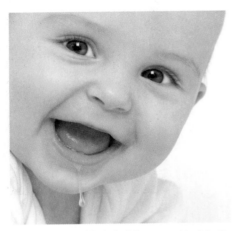

新生儿一般不会流口水，但长到几个月大后，常常会出现流口水的现象。这是怎么回事呢？这是因为新生儿的唾液腺不发达，唾液分泌很少，3~4个月开始唾液分泌增多，6个月后由于饮食转变，在神经反射的刺激作用下唾液分泌进一步增加，但这时的婴儿口腔容量还很小，又不会利用吞咽来调节口内过多的唾液，因而就会发生流口水现象。

睡觉时流口水

有的人睡觉时流口水，其原因是多方面的，有的是因为脾虚，有的是口腔问题，有的则是睡姿不当，如趴在桌子上睡、侧卧位睡，都易引起流口水。

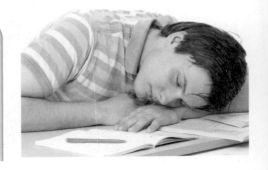

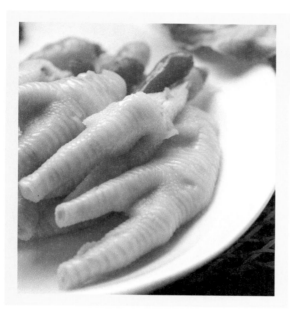

看到诱人的食物也会流口水，这是后天形成的一种条件反射。

唾液腺分布

唾液腺是位于口腔内的各种腺体的总称，分大、小两类。大唾液腺包括腮腺、颌下腺和舌下腺三对；小唾液腺包括唇腺、颊腺等。

大唾液腺

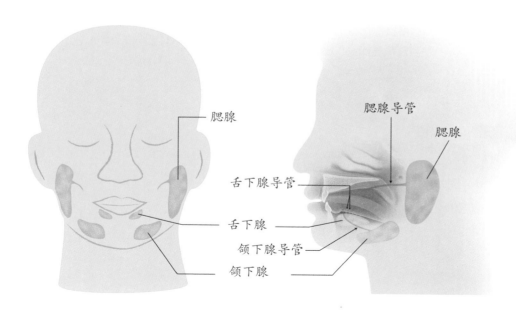

腮腺

腮腺导管

腮腺

舌下腺导管

舌下腺

舌下腺

颌下腺导管

颌下腺

颌下腺

38 流泪——泪腺受刺激的结果

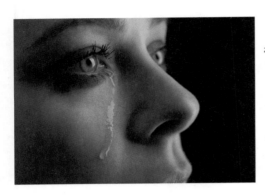

流泪是人类与生俱来的一种行为，就像心脏搏动、肾脏排泄一样本能，像叹息、打喷嚏一样自发。那么，人为什么会流泪呢？流泪有刺激性流泪和情感性流泪两种。刺激性流泪是人体遇到洋葱、烟雾等刺激物引起的，情感性流泪则是因为心灵受到触动引起的。不过，不论何种流泪都是泪腺受到刺激的结果。

泪液的作用

泪液可以湿润眼睛，所含的盐分还可以清洁眼内灰尘和细菌。

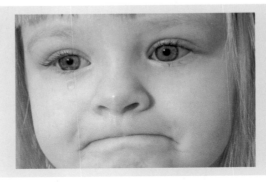

哭泣是一种很好的排毒方式，能排除人体由于感情压力所造成和积累起来的生化毒素。

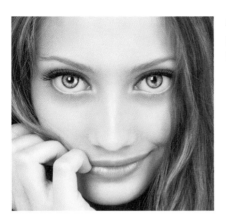

在正常情况下，泪腺在白天大约分泌 0.5 ～ 0.6 毫升的泪液，而在睡觉时，则停止分泌。

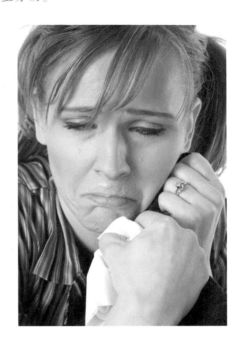

流泪时为什么会流鼻涕

我们的两只眼睛内各有一个鼻泪管与鼻腔相通，当大量流眼泪时就有一部分眼泪流入鼻腔，与鼻黏膜分泌的黏液混合后流出，所以流眼泪时总是伴随着流鼻涕。

泪腺

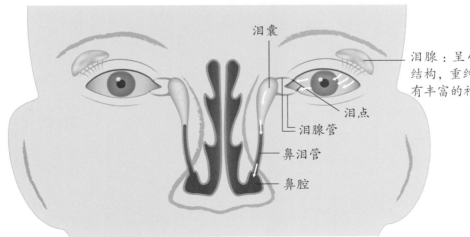

泪囊

泪腺：呈小叶状结构，重约 2 克，有丰富的神经

泪点

泪腺管

鼻泪管

鼻腔

39 眨眼睛——清洁和湿润双眼

zhǎ yǎn jing qīng jié hé shī rùn shuāng yǎn

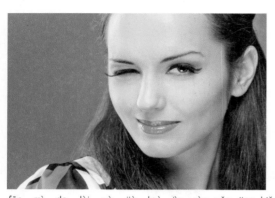

wǒ men de yǎn jing zǒng shì huì bù tíng
我们的眼睛总是会不停
de zhǎ a zhǎ zhè shì wèi shén me ne
地眨啊眨，这是为什么呢？
yuán lái wǒ men yǒu guī lǜ de zhǎ yǎn yùn dòng
原来我们有规律的眨眼运动
shì wèi le qīng jié hé shī rùn shuāng yǎn měi
是为了清洁和湿润双眼。每
cì yǎn jiǎn hé qǐ lai de shí hou lèi xiàn
次眼睑合起来的时候，泪腺
fēn mì de lèi yè jiù huì jìn rùn yǎn jing biǎo miàn chōng qù xì xiǎo de chén lì bìng rùn huá
分泌的泪液就会浸润眼睛表面，冲去细小的尘粒并润滑
bào lù zài wài de nà bù fen yǎn qiú cǐ wài zhǎ yǎn hái kě shǐ shì wǎng mó hé yǎn
暴露在外的那部分眼球。此外，眨眼还可使视网膜和眼
jī dé dào zàn shí xiū xi bìng fáng zhǐ yì wù jìn rù yǎn nèi
肌得到暂时休息并防止异物进入眼内。

眨眼频率

眨眼睛既可以阻挡灰尘入眼，又可以湿润眼睛。通常，婴儿大约每分钟只眨1次眼，但是成人平均每分钟要眨10～15次。人的一生大约能眨眼两亿次。

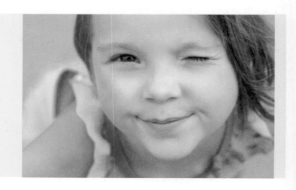

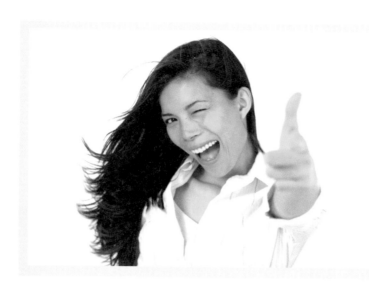

一般我们每4～6秒钟眨一次眼，但是在刺激的环境中，例如在充满烟的房间我们眨眼会更加频繁，以此来使眼睛保持清洁和潮湿。

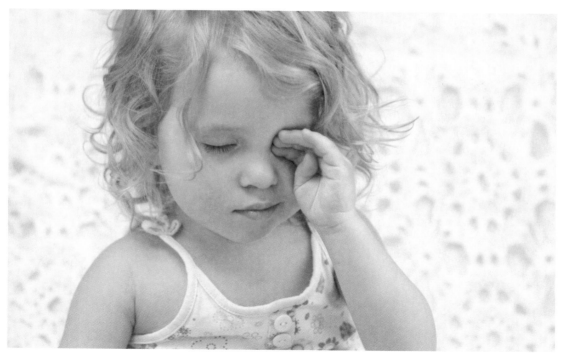

排除外界刺激的频繁眨眼可能是疾病的信号，应引起重视。

40 长高——生长激素的功劳

人刚生下来时只有几十厘米长，但到成年时却会长到一百多厘米，有的甚至长到两百多厘米。人为什么会长高呢？人体长高是骨骼生长发育的结果，而且主要表现在下肢骨和脊椎骨的生长。下肢骨的生长由股骨和胫骨的生长板生长而成，脊椎骨则会随着人的成长而生长，并与颈椎胸椎相融合。生长板位于骨头两端，受到脑下垂体分泌的生长激素刺激，会不断增生软骨，新生的软骨经钙化后形成硬骨，骨头因而变长、变宽。

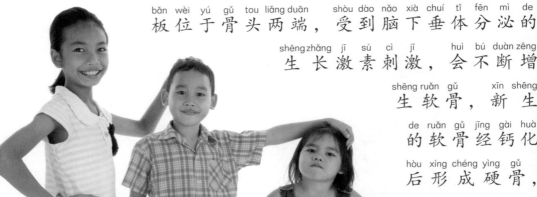

人为什么会停止长高

人不会一直不停地长高，当骨骼发育成熟，生长板就会关闭，骨头不再生长，身高自然也不再增加。

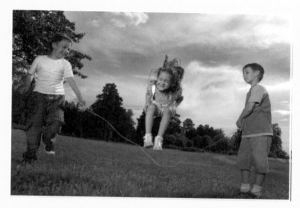

青少年多进行跳跃锻炼可以促进身体长高。

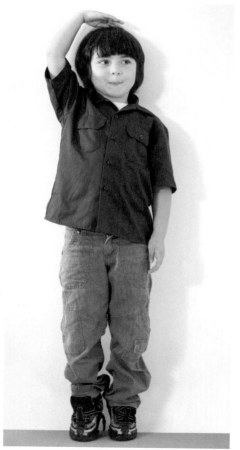

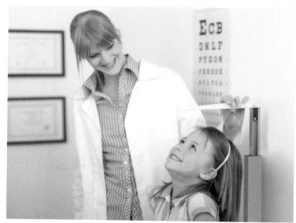

由于人体脊柱的受压程度不同，身高也会随之变化，一般静卧比站立时可长出 2～3 厘米；早晨比傍晚的身高要高。

41 生气——对不安的防卫反应
shēng qì duì bù ān de fáng wèi fǎn yìng

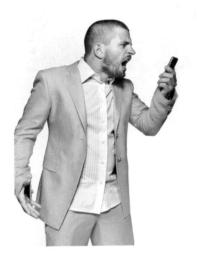

当人在遇到不开心的事或是遭受
dāng rén zài yù dào bù kāi xīn de shì huò shì zāo shòu
了不公平的待遇时，往往就会生气。
le bù gōng píng de dài yù shí wǎngwǎng jiù huì shēng qì
那么，人为什么会生气呢？生气是
nà me rén wèi shén me huì shēng qì ne shēng qì shì
人天生的一种情绪本能，它是人对
rén tiān shēng de yì zhǒng qíng xù běn néng tā shì rén duì
于不安和恐慌的防卫反应或警告反
yú bù ān hé kǒng huāng de fáng wèi fǎn yìng huò jǐng gào fǎn
应。随着反应的不断发展，最后还会
yìng suí zhe fǎn yìng de bú duàn fā zhǎn zuì hòu hái huì
演变为愤怒状态。
yǎn biàn wéi fèn nù zhuàng tài

生气的危害

愤怒的情绪会
使胃肠中的血流量
减少，蠕动减慢，
食欲变差，严重时
会导致胃溃疡。

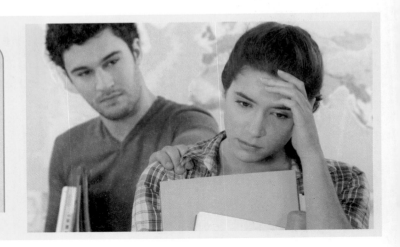

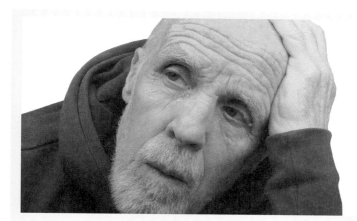

经常生气，会加快脑细胞衰老，从而导致大脑反应变慢。

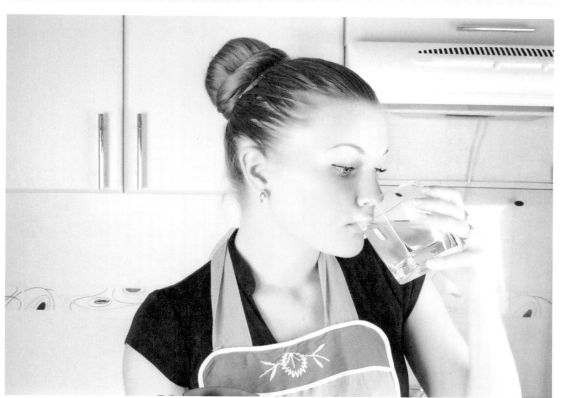

生气时，立即进行深呼吸、赶快坐下或是马上喝一杯水，都有利于平复情绪。

42 紧张——应付外界刺激的准备

在生活中，人们常常会因为一些未知的、自己不能控制的事情而紧张，反映在身体之上就是心跳加快、手脚发抖、说话结巴等。这其实是人体为了应付外界刺激和困难的一种准备，是一种自我保护性的身心反应。

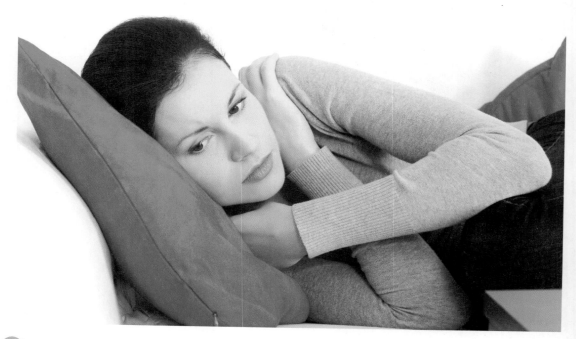

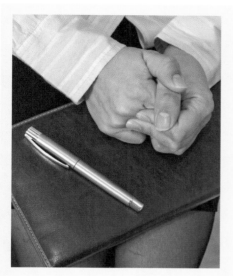

有些人在考试前会紧张得手足无措。

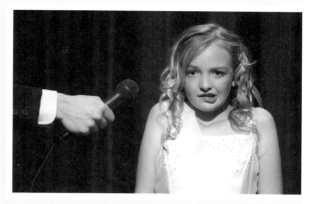

很多人上台演讲时会紧张。

如何克服紧张

做运动、听音乐、保证睡眠质量等都有利于放松身体，克服紧张情绪。

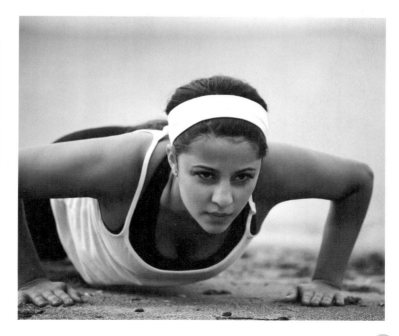

43 脸红——肾上腺素激增

当一个人处境尴尬，或者受到赞扬而不好意思时，往往会突然间脸上一热，然后满脸通红。人为什么会脸红呢？这是因为身体大量分泌肾上腺素的缘故，这种激素会让人的呼吸加重、心率加快、瞳孔放大，为战斗或逃跑做好准备。同时也让血管舒张，加快了血液流动和氧气输送，从而让皮肤出现红晕。

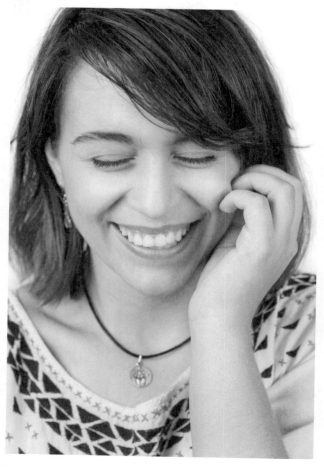

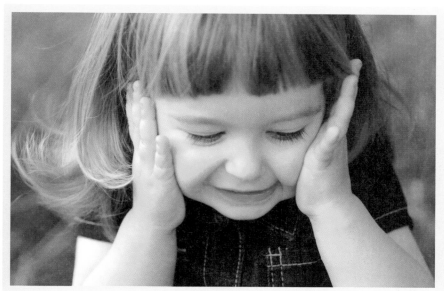

喝酒或者兴奋等
原因都会使我们
脸红，但这种脸
红不是由肾上腺
素触发的。

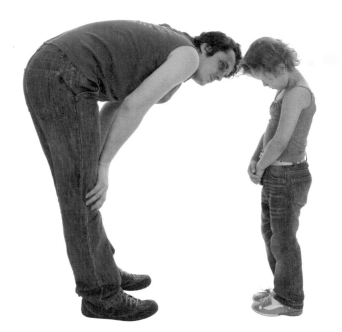

对不起！

有时脸红代表你知道
自己做了错事，并觉
得不好意思，是对所
犯错误表示歉意的身
体语言。

44 放屁——肠道正常运行的表现

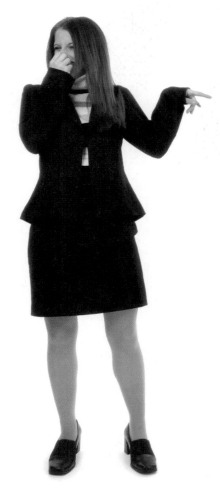

很多人觉得放屁很不好意思，所以经常憋着。人为什么会放屁呢？其实，放屁是人体的一种正常生理现象。人在吃进食物后，肠道内的微生物要对这些食物进行分解，在分解的过程中就会产生一些气体。这些气体随同肠蠕动向下运行，由肛门排出。排出时，由于肛门括约肌的作用，有时还会产生响声。所以，放屁是肠道正常运行的一种表现。

放屁多的原因

经常食用一些产气食物（如葱、姜、蒜、面食、薯类和豆类等）往往会使气体大增，不断放屁。此外，消化不良时，肠道细菌发酵快，也容易产生气体而使人放屁。

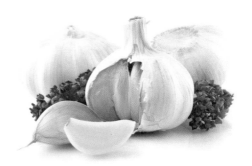

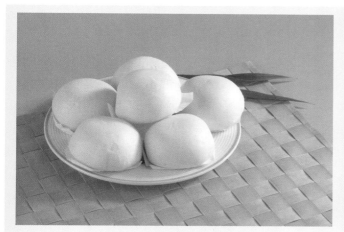

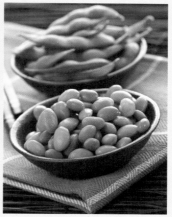

屁的化学成分

屁主要由二氧化碳、氢气和甲烷等组成，使屁产生臭味的"罪魁"是吲哚、粪臭素、硫化氢等恶臭气体。

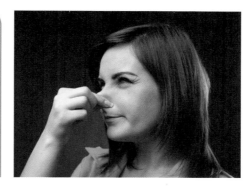

屁虽臭，但放屁是一种正常的生理需要。如果长时间不放屁，则极有可能是胃肠道出了问题。人一天大约要放屁10～15次。

45 抽筋——神经细胞异常兴奋

很多人都有过腿脚抽筋的经历，那么抽筋到底是怎么回事呢？抽筋又名肌肉痉挛，它是一种肌肉自发的强直性收缩，常发生在手指、手掌、小臂、脚趾、小腿和大腿等部位。发作时疼痛难忍，尤其是半夜抽筋时往往把人痛醒，好长时间不能止痛，且影响睡眠。

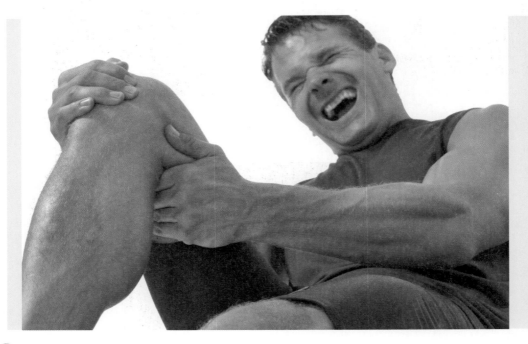

抽筋的原因

手脚抽筋常是由于剧烈运动、工作疲劳或是胫部剧烈扭拧等原因引起的，但全身性的抽筋则与缺钙或某些疾病有关。

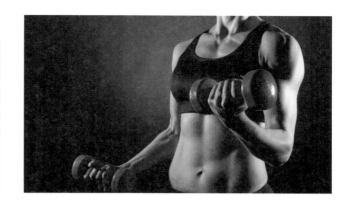

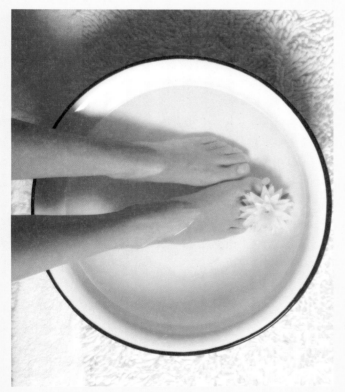

睡前用热水浸泡双脚，可起到促进末梢血液循环，舒筋活血，解除痉挛的作用。

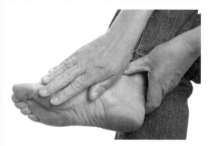

睡前伸展腓肠肌和足部肌肉可有助于在第一时间预防抽筋。

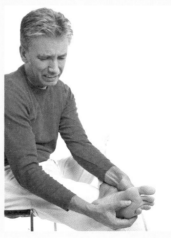

46 幼儿倒视——大脑皮层尚未完善
yòu ér dào shì　　dà nǎo pí céngshàng wèi wán shàn

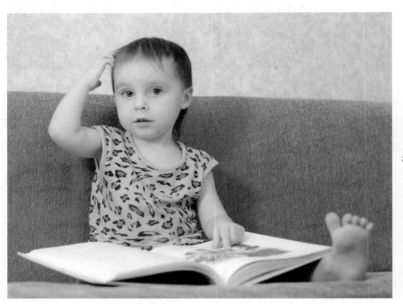

xì xīn de rén
细心的人
huì fā xiàn　　yòu ér zài
会发现，幼儿在
ná qǐ yòu ér lián huán
拿起幼儿连环
huà cè huò tú huà shí
画册或图画时，
zǒng shì xǐ huan dào zhe
总是喜欢倒着
kàn　　rén men wǎng wǎng
看。人们往往
rèn wéi zhè shì yòu ér hái
认为这是幼儿还
bù dǒng de wù tǐ dào
不懂得物体倒

shùn de yì zhǒng biǎo xiàn　　　　yú shì jí máng duì qí jìn xíng jiū zhèng　　　　qí shí　　zhè shì hái
顺的一种表现，于是急忙对其进行纠正。其实，这是孩
zi de yì zhǒng zhèng cháng shēng lǐ biǎo xiàn　　chēng wéi　　　dào shì　　　qí yuán yīn shì　　suì
子的一种正常生理表现，称为"倒视"。其原因是3岁
yǐ xià de yòu ér dà nǎo pí céng de fā yù hái wèi chéng shú　　quē fá wán shàn de zōng hé
以下的幼儿大脑皮层的发育还未成熟，缺乏完善的综合
fēn xī néng lì　　suǒ yǐ wǎng wǎng dōu shì bù yóu zì zhǔ de dào zhe kàn shū
分析能力，所以往往都是不由自主地倒着看书。

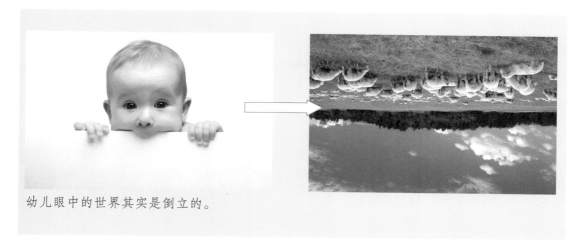

幼儿眼中的世界其实是倒立的。

神秘的视网膜成像

　　我们的眼睛就像一架照相机，在观看外界各种物体时，在视网膜上都是形成倒置的图像，这种倒像传到大脑，通过视觉中枢的分析综合最后把倒置的图像纠正成正立像。

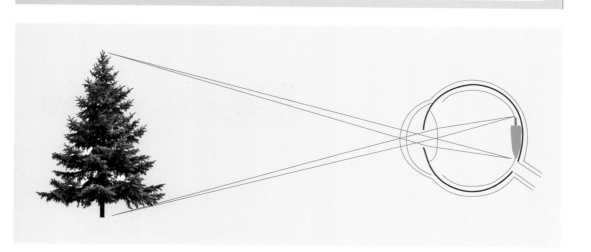

47 运动后肌肉酸痛——并非乳酸在作怪

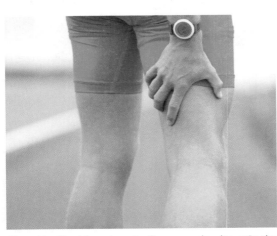

wǒ men zài yùn dòng guò hòu cháng cháng
我们在运动过后常常
huì chū xiàn jī ròu suān tòng　　jī ròu suān tòng
会出现肌肉酸痛。肌肉酸痛
tōng cháng fēn wéi jí xìng suān tòng hé màn xìng
通常分为急性酸痛和慢性
suān tòng liǎng zhǒng　　jí xìng suān tòng shì zhǐ
酸痛两种。急性酸痛是指
jī ròu zài yùn dòng zhōng huò yùn dòng gāng gāng
肌肉在运动中或运动刚刚
jié shù hòu de yí duàn xiāng dāng duǎn de shí
结束后的一段相当短的时
jiān nèi fā shēng de suān tòng　　màn xìng suān tòng wǎng wǎng fā shēng zài yùn dòng hòu de
间内发生的酸痛，慢性酸痛往往发生在运动后的1～3
tiān nèi　　bù tóng lèi xíng de jī ròu suān tòng qí yuán yīn yě gè bù xiāng tóng
天内。不同类型的肌肉酸痛其原因也各不相同。

急性酸痛的原因

运动时肌肉内因血液供应不足而产生了大量乳酸，乳酸未能及时代谢或氧化掉，积聚起来就会刺激肌肉中的神经末梢，导致肌肉酸痛。

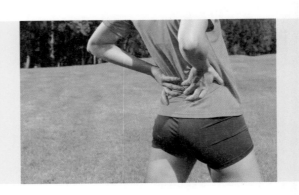

慢性酸痛的原因

　　乳酸最多在运动后 1 ~ 2 小时即被清除掉，在运动后 1 ~ 3 天表现出的较为明显的肌肉酸痛则其实与乳酸的堆积无关，而是与肌肉局部炎症反应有关。

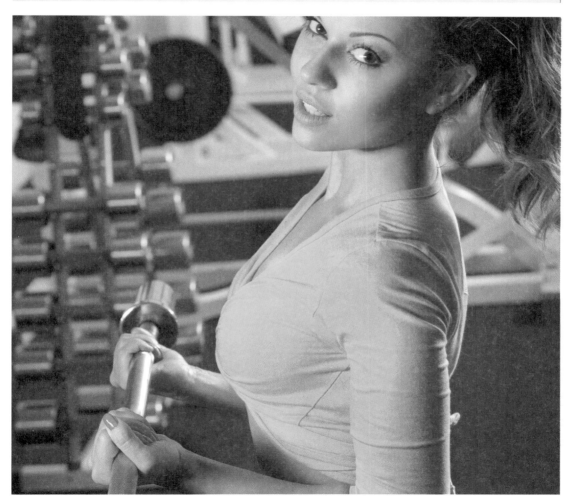

除运动外，酒精过量也会在肌肉中产生大量肌酸和乳酸，导致四肢及全身的肌肉酸痛，并有肿胀的感觉。

48 走路摆动 双臂——是平衡、省力还是本能

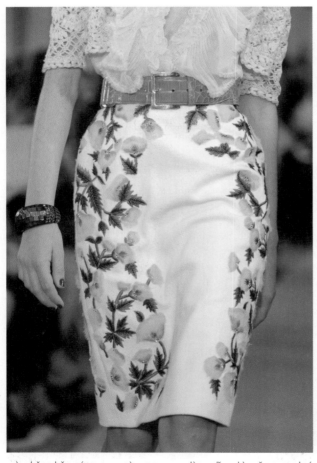

我们走路时，双手会自然地摆动，而且跟两腿走动的方向是正好相反的。那么人走路时为什么手臂要不停地摆动呢？有人认为是为了走路时维持平衡的需要，两臂的摆动，是在调整重心作用线，使之通过支撑面，以恢复平衡。有人认为是为了省力，还有人认为这是一种本能。那么，到底是怎么回事呢？

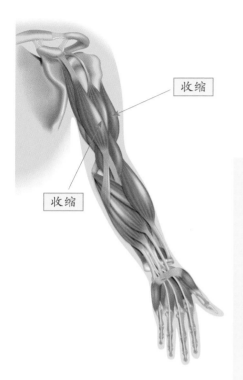

收缩

收缩

手臂摆动真的省力吗

有人做过一个实验，如果把手绑在身体的两边走路，手臂肌肉的收缩方式将没有任何的变化。这表明人走路时手臂肌肉会自动进行有规律地收缩。

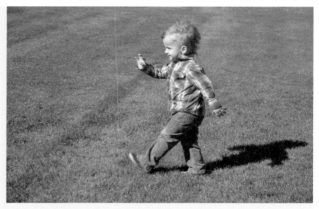

走路时手臂自然摆动是人非自觉的主观意识的结果。

动物习性的残留影响

人是从猿猴等四肢动物演变而来的。这类动物在行走时，前后肢交替跨步是很有规律的。人的两条手臂相当于四肢动物的前肢。人走路时双臂摆动体现了动物习性的残留影响。

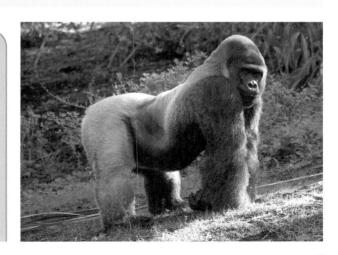

49 久蹲头晕——暂时性脑供血不足

当我们长时间蹲着然后突然站起来，会立即觉得头晕、心慌、眼前发黑，有时甚至会晕倒。这时如果马上蹲下或坐下，一会儿就又会恢复正常。这在医学上被称为体位性眩晕。这是为什么呢？原来当我们突然站起时，血液由于重力的作用不能随之立即回到心脏，而积蓄于下肢，使回心血量减少，心排出量降低，从而造成暂时性的脑供血不足。

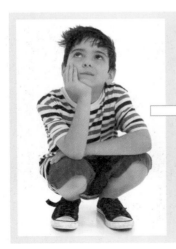

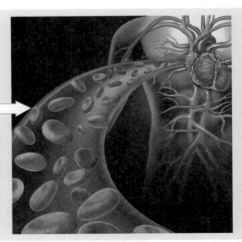

重力作用使血液积蓄于下肢，不能立即回归心脏，而使回心血量减少，心排出量降低。

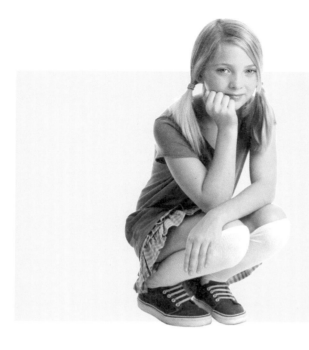

为防止发生体位性头晕，在起床或站立前应先做准备动作，即做些轻微的四肢活动，促进静脉血向心脏回流。

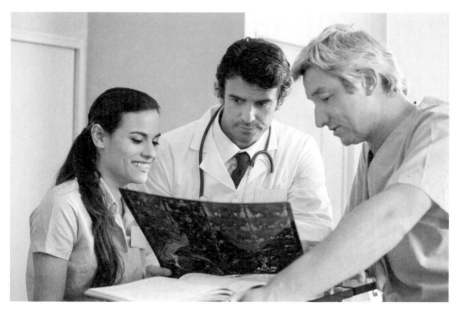

如果眩晕的时间较长，或经常发生晕倒时，应及时去医院请脑神经专科医生诊治。

50 shāng kǒu yù hé —— shēngzhǎng yīn zǐ zài qǐ zuò yòng
伤口愈合——生长因子在起作用

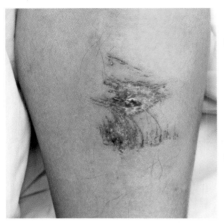

wǒ men zài shòu shāng zhī hòu zhǐ yào jīng guò
我们在受伤之后，只要经过
zhèng què de chǔ lǐ shāng kǒu wǎng wǎng hěn kuài jiù huì
正确的处理，伤口往往很快就会
yù hé nà me shāng kǒu shì rú hé shí xiàn xiū
愈合。那么，伤口是如何实现修
fù de ne shāng kǒu yù hé shì yí gè shè jí duō
复的呢？伤口愈合是一个涉及多
zhǒng lèi xíng xì bāo de fù zá guò chéng zhèng cháng qíng
种类型细胞的复杂过程。正常情
kuàng xià shāng kǒu de xiū fù guò chéng bāo kuò sān gè jiē
况下伤口的修复过程包括三个阶
duàn jí yán zhèng qī ròu yá zǔ zhī xíng chéng qī zǔ zhī gǎi zào sù xíng qī
段，即炎症期、肉芽组织形成期、组织改造塑形期。

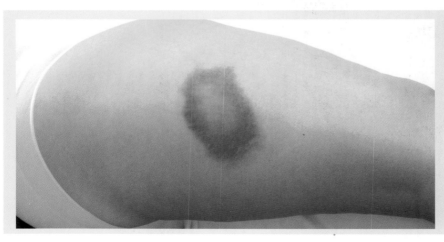

青少年的组织
再生能力强，
愈合快。老年
人则相反，组
织再生能力差，
愈合慢。

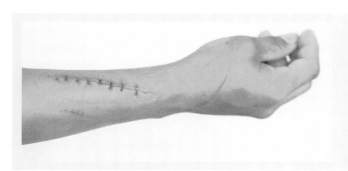

伤口越大、越深，愈合的时间越长，形成的瘢痕也越大。

伤口愈合过程

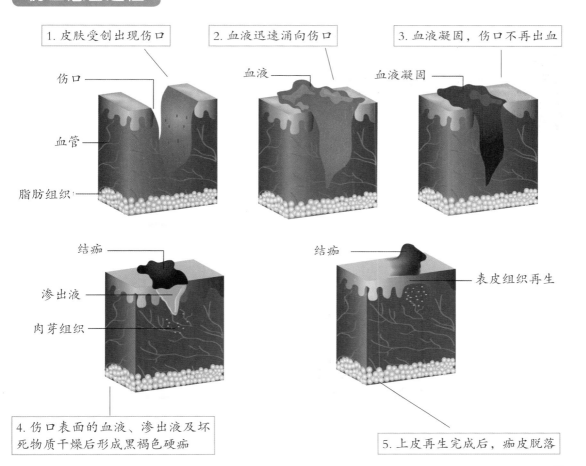

1.皮肤受创出现伤口

伤口

血管

脂肪组织

2.血液迅速涌向伤口

血液

3.血液凝固，伤口不再出血

血液凝固

结痂

渗出液

肉芽组织

结痂

表皮组织再生

4.伤口表面的血液、渗出液及坏死物质干燥后形成黑褐色硬痂

5.上皮再生完成后，痂皮脱落

51 生物钟——生物体的周期性运动
shēng wù zhōng   shēng wù tǐ de zhōu qī xìng yùn dòng

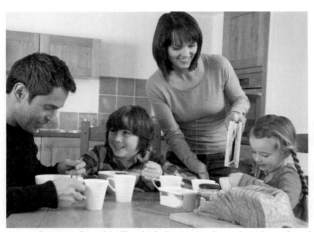

生物体在生理、行为及形态结构等方面随时间作周期性变化，这种变化的节律，如同钟表一样准确，故称为生物钟。我们每天的睡眠、工作、饮食等活动，都存在一个24小时的循环规律。人体的各项生理指标，如体温、血压、脉搏，人的体力、情绪、智力等，都会随昼夜更替而作周期性变化。

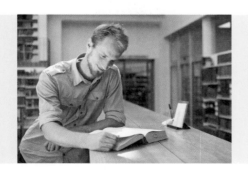

生物钟的形成既有先天的因素，也有后天环境长期养成的因素。因此每个人可以根据需要调节自己的生物钟，让智力、体力在需要时保持最佳状态。

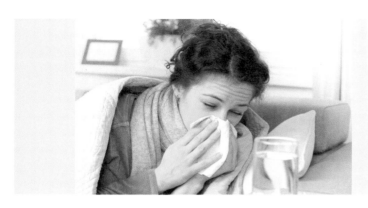

生物钟紊乱时，人容易生病、衰老或死亡。

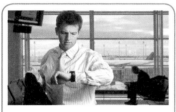

提示时间

是指你在一定的时间必须做某事，到了这个时间，你就自动会想起这件事来。

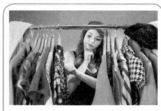

提示事件

是指当你遇到某事时，生物钟可以自动提示另外一个事件的出现。

生物钟的四大功能

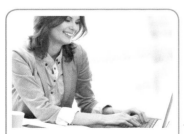

维持状态

是指人们在作某一事时，能够使人一直做下去的力量。

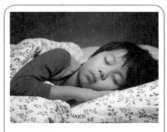

禁止功能

是指机体某个功能或行为可以被生物钟终止。

52 笑——身体愉快的一种表示

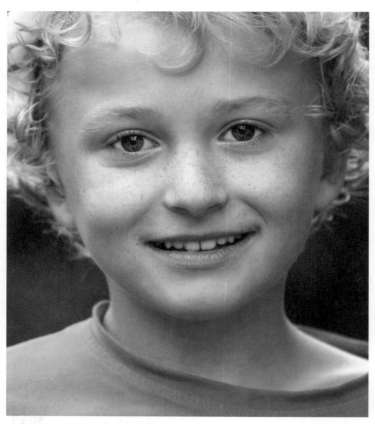

有没有注意到，如果我们想到或看到什么让人高兴的事，就会不自觉地眼角往下，嘴角上扬，越高兴就越明显。这是人类一种非常神奇的现象，是由大脑指挥的一种情绪表现形式。我们从小就会笑，甚至在我们还不会说话的时候就会笑了。而且，笑除了是愉快的表达外还有消除紧张和缓解疼痛的作用。

笑的好处

我们开心的笑时，爸爸妈妈也会非常开心，所以笑是可以传染的。

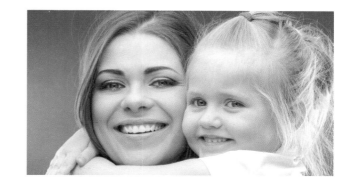

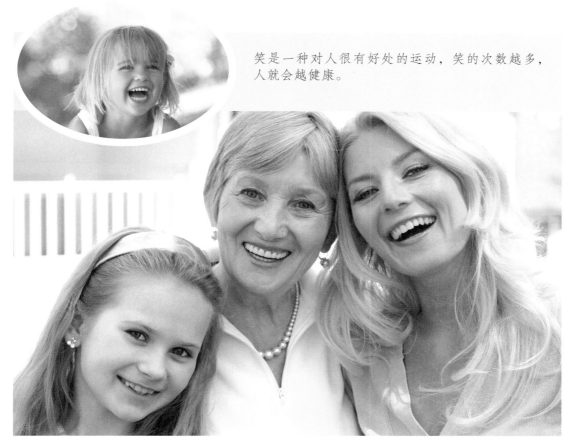

笑是一种对人很有好处的运动，笑的次数越多，人就会越健康。

每个人的笑声都是不一样的，我们可以通过笑声判断不同的人。

53 换牙——长大的重要过程

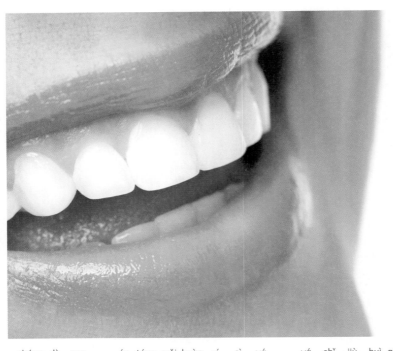

小朋友们都会有换牙的经历，因为这是一个人要长大必须经历的过程。当你的牙齿出现松动脱落的时候不要担心，这说明你正在慢慢长成大人。儿童每换一次牙，牙齿就会更加坚固，就可以吃种类更丰富的东西，所以换牙对于小朋友来说是一件好事。但在牙齿掉了之后不要总是用舌头舔那个位置，不然长出来就不好看了。

换牙要注意的问题

重新长牙的时候可能会有些疼痛，如果比较严重就要去看牙医，避免发炎。

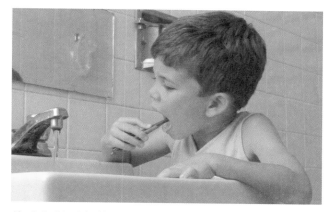

换牙期间要保持口腔的卫生，养成刷牙的习惯，这样才能让牙齿漂漂亮亮的。

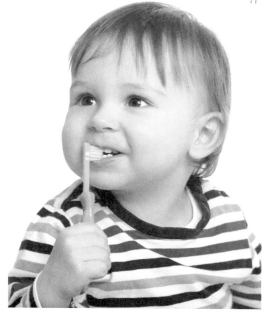

孩子通常会在 6 岁开始换牙，有时会一直换到 18 岁甚至更晚。

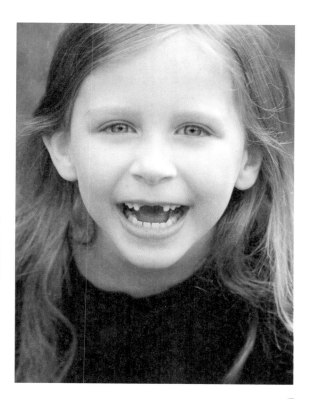

54 鼻子失灵——大脑对气味疲惫了

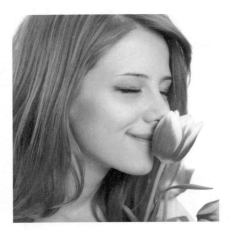

鼻子是我们重要的嗅觉器官，它可以让我们闻到不同的气味，香的气味，难闻的气味，也能分辨出是饭菜的香味还是花朵的香味。但是如果在一个地方待的时间久了，就感觉不到那里的气味了。并不是你的鼻子不灵了，只是你的大脑对这种气味感到疲惫了，就懒得再做出反应了，这对大脑来说也是一种休息。

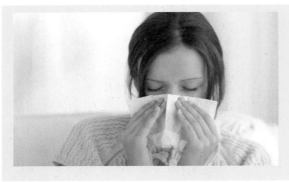

在感冒的时候，会出现鼻子闻不出味道的问题，这是因为鼻子受到了损伤，感冒好了就没事了。

如何保护嗅觉

在空气比较差的时候，最好待在家里，以免鼻子受到外面污染物的伤害。

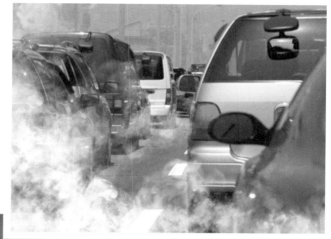

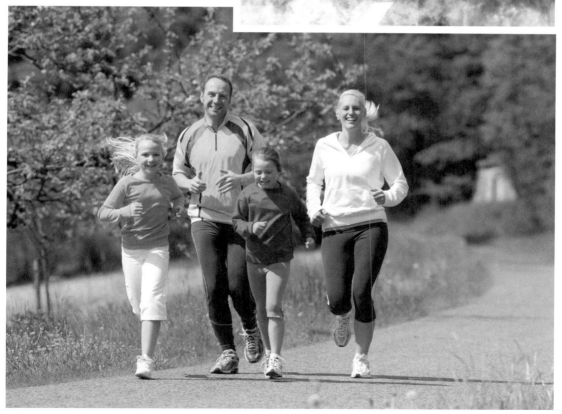

春暖花开的时候可以多到外面走走，这样嗅觉也会变得灵敏起来。

55 男女声音不一样——奇妙的声带
nán nǚ shēng yīn bù yí yàng　　qí miào de shēng dài

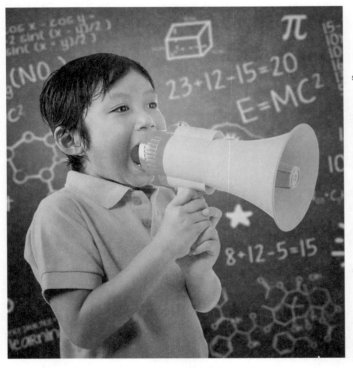

爸爸的声音又粗又低，而妈妈的声音又细又亮，这是为什么呢？因为每个人的喉咙处都有一个可以震动的带子，叫作声带。男人的声带又宽又厚，而女人的声带又窄又薄。当身体里的气息撞击到薄厚不一的声带时就会自动变成不同的声音，就像是在敲击厚薄不一样的玻璃板一样。

小朋友在很小的时候男女声带差异不大，越是长大，声音就会越接近爸爸妈妈。

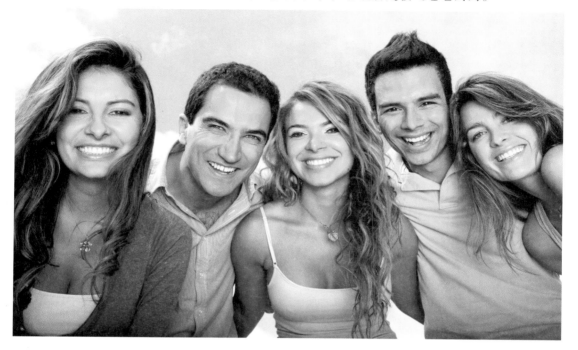

声带对我们非常重要，所以平时要避免大喊大叫，声带受伤后说话就会很困难。

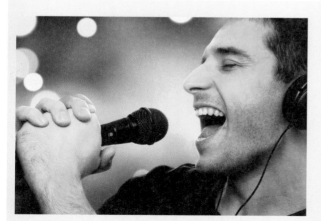

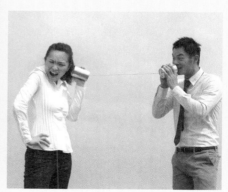

除了声带之外，人们还可以通过舌头和嘴的形状变化变幻出复杂的声音，或者动听的歌曲。

56 肚子咕咕叫——胃里面没有食物了

人在非常饿的时候肚子就会发出咕咕叫声，好像没有吃东西在抱怨一样。这是因为人的胃在消化东西时是不断分泌液体并不断挤压伸张的。当胃里面没有东西，但还在不断做消化运动的时候，胃里的液体合空气就会因为挤压发出声音。于是就开始咕咕叫了。

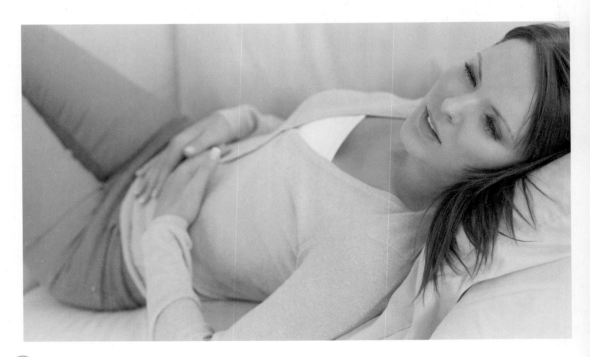

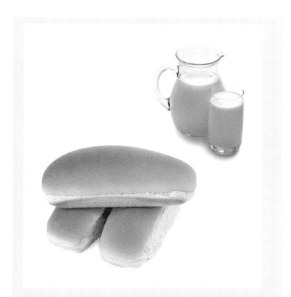

肚子不会一直叫，当它不叫时胃就停止活动了，因此会不想吃东西。

当肚子叫时就要吃东西了，因为急需补充，所以要吃些容易消化的，比如面包、牛奶、馒头等。

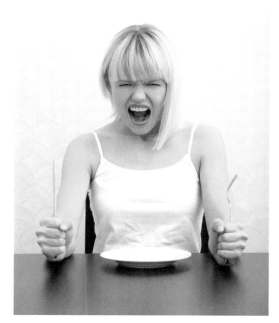

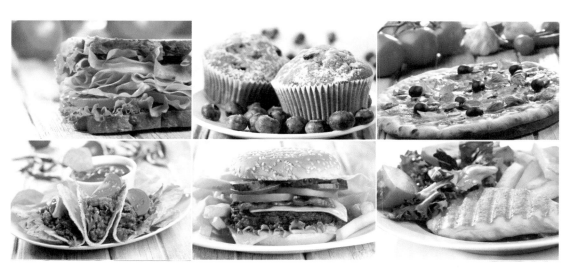

经常饿肚子和突然吃很多东西都会对胃造成伤害，所以要养成良好的饮食习惯。

57 疼痛感——身体对危险的自我警告

téng tòng gǎn   shēn tǐ duì wēi xiǎn de zì wǒ jǐng gào

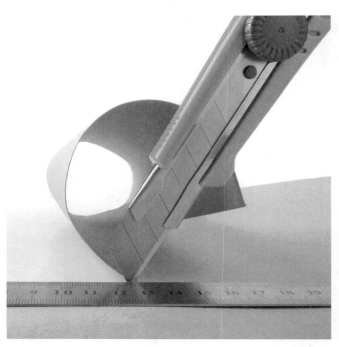

当我们受伤的时候会感到非常的疼痛，大家一定都很讨厌这种感觉。这是身体内部或者外部受到刺激之后，通过神经传递给大脑的一种信号，是人体一种奇妙的自我保护系统，也是对身体受到危险的一种警告，避免你受到更大的伤害。所以，疼痛感对人来说是非常重要的。

疼痛感对我们的作用

如果你被刀割伤流血，但感觉不到疼就会受到更大伤害。

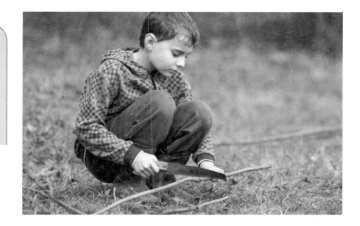

当生病时会头疼或肚子痛，就是提醒你要看医生了，只要病一好，信号就停止了。

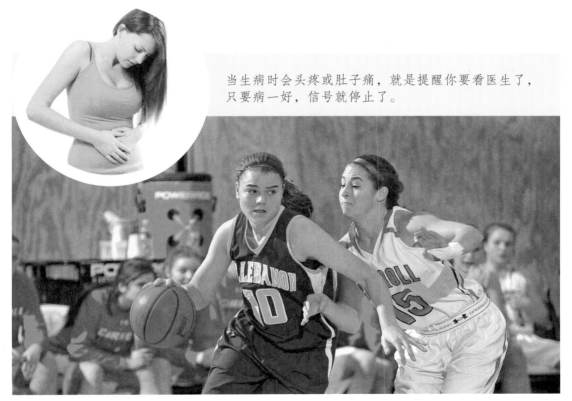

但对疼痛也不能过于敏感，我们可以对疼痛感进行锻炼，让我们身体的承受能力更强。

58 遗传——来自父母的烙印

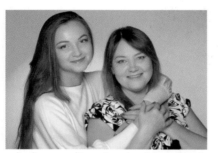

在生活中我们会发现，孩子在相貌、身高、性格等方面总是和其父母存在相似之处。这是为什么呢？其中的奥秘就是遗传在起作用。当人的生命刚刚开始时，是一个非常小的细胞，父母把遗传信号藏在细胞里，就是基因。正是基因使孩子在很多方面与父母存在相似之处。

孩子和父母并不完全一样

人体约有5万个结构基因，带着人体各种性状的基因分别来自父母，所以孩子会与父母有相似之处。但基因这么多，配成不同的染色体结构，所以孩子与父母又不会完全一样。

不同的染色体结构又让孩子与父母存在差别

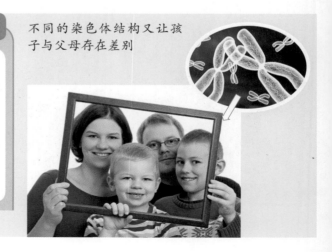

RENTI
XUANJI

第三章

身体的异常表现

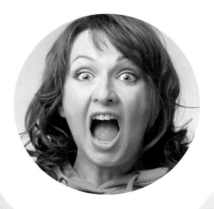

59 发烧——身体状况的报警器

fā shāo shēn tǐ zhuàngkuàng de bào jǐng qì

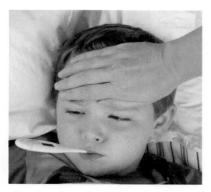

正常人的体温总是在一个很小的范围内波动，当体温高于正常值时即为发烧。发烧是每个人都曾有过的经历，其主要是由各种病原体（如病毒、细菌、寄生虫等）的感染引起的。病菌有培养毒素的作用。体内的毒素一增加，大脑调节体温的中枢神经就会受到刺激而使体温升高。所以，有人把体温当作身体状况的报警器。

人体的正常体温

正常人口腔温度为 36.2～37.2℃，腋窝温度为 36.0～37.0℃，直肠温度为 36.7～37.5℃。

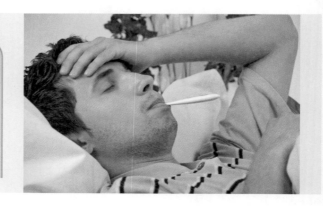

为什么发烧应补充体液

发烧时身体会流汗散热，身体因为流失太多水分而会关闭汗腺以阻止进一步的水分流失，这会使身体无法散热，多喝白开水及果菜汁可以补充体液，促使身体散热，以利于身体降温。

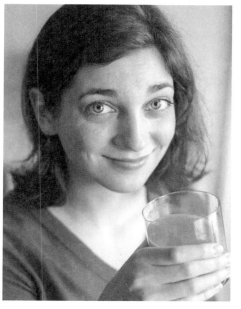

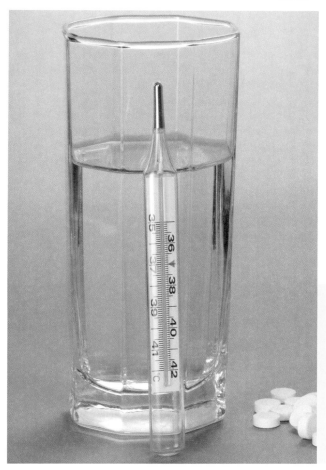

人类体温具有昼夜周期性。一天当中的体温，清晨2～6时最低，黎明后开始上升，整个白天维持在较高的水平上，下午6时达到一日的高峰。

60 咳嗽——呼吸道的保护反射
ké sou　　　hū xī dào de bǎo hù fǎn shè

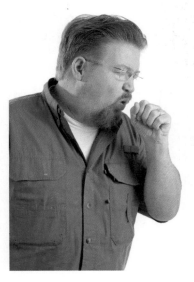

咳嗽是喉部或气管的黏膜受刺激时迅速吸气，随即强烈地呼气，声带振动发声的一种现象。通过咳嗽人体可以有效清除呼吸道内过多的分泌物、致病菌以及气道内的异物，从而保持呼吸道的清洁和畅通。因此，咳嗽是呼吸道的一个保护性反射，但长期、频繁、剧烈的咳嗽则是不利的。

咳嗽的不利作用

咳嗽可把气管病变扩散到邻近的小支气管，使病情加重。另外，持久剧烈的咳嗽会影响休息，还易消耗体力，并可引起肺泡壁弹性组织的破坏，诱发肺气肿。

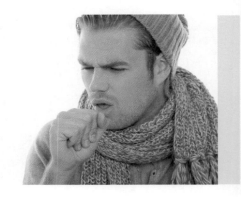

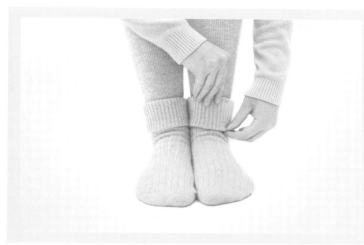

气候转变时及时增减衣服，防止过冷或过热也可有效预防感冒咳嗽的发生。

加强锻炼，多进行户外活动，提高机体抗病能力可以预防咳嗽发生。

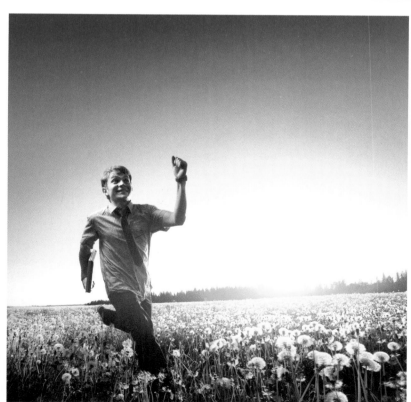

61 头痛——身体的预警信号

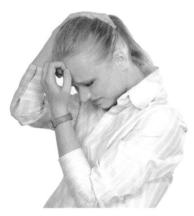

měi gè rén zài yì shēng zhōng dōu huò duō huò shǎo de
每个人在一生中都或多或少地
yǒu guò tóu tòng de jīng lì　tóu tòng kě yǐ tí shì shēn tǐ
有过头痛的经历。头痛可以提示身体
de duō zhǒng jí bìng　bú guò　de tóu tòng dōu
的多种疾病，不过，90%的头痛都
shì liáng xìng jí bìng de biǎo xiàn　bǐ rú piān tóu tòng　jǐn
是良性疾病的表现，比如偏头痛、紧
zhāng xìng tóu tòng hé sān chā shén jīng tòng děng　zhǐ yǒu shǎo
张性头痛和三叉神经痛等，只有少
shù tóu tòng shì è xìng jí bìng de yù jǐng xìn hào　bǐ rú
数头痛是恶性疾病的预警信号，比如
nǎo bù zhǒng liú　gāo xuè yā nǎo bìng hé nǎo chū xuè děng
脑部肿瘤、高血压脑病和脑出血等。

头痛的发病机制

　　头痛主要是由于颅内、外痛敏结构内的痛觉感受器受到刺激，经痛觉传导通路传导到达大脑皮层而引起。

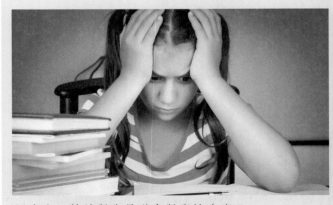

压力大、精神紧张易引发紧张性头痛。

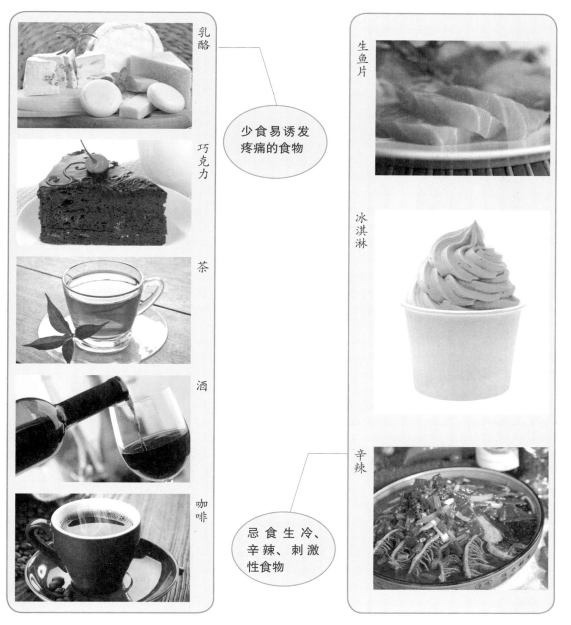

乳酪

巧克力

茶

酒

咖啡

生鱼片

冰淇淋

辛辣

少食易诱发疼痛的食物

忌食生冷、辛辣、刺激性食物

头痛患者应减少巧克力、乳酪、酒、咖啡、茶等易诱发疼痛的食物。忌食生冷、辛辣、刺激性食物。

62 liú bí xuè —— bí qiāng máo xì xuè guǎn pò liè
流鼻血——鼻腔毛细血管破裂

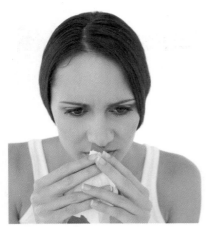

zài shēng huó zhōng yǒu de rén jīng cháng zài bù
在生活中，有的人经常在不
zhī bù jué zhōng jiù huì yǒu liú bí xuè de qíng kuàng fā
知不觉中就会有流鼻血的情况发
shēng zhè shì zěn me huí shì ne yuán lái wǒ men de
生。这是怎么回事呢？原来我们的
bí kǒng nèi yǒu zhe fēng fù de máo xì xuè guǎn zhè xiē
鼻孔内有着丰富的毛细血管，这些
máo xì xuè guǎn shí fēn cuì ruò dāng xuè guǎn shòu dào pò
毛细血管十分脆弱。当血管受到破
huài hòu xuè yè jiù huì cóng bí kǒng li liú chū lai
坏后，血液就会从鼻孔里流出来，
dàn yǐn qǐ liú bí xuè de yuán yīn shì shí fēn fù zá de rú wài shāng qì hòu gān zào
但引起流鼻血的原因是十分复杂的，如外伤、气候干燥
yǐ jí shēn tǐ de mǒu xiē jí bìng rú gāo xuè yā děng dōu kě néng dǎo zhì liú bí xuè
以及身体的某些疾病，如高血压等都可能导致流鼻血。

错误的应对措施

　　流鼻血时，很多人习惯仰起头止血，其实这是很不正确的做法。这样容易导致鼻血倒流进入咽喉、胃部等器官，对这些器官造成不良刺激，严重的还会呛入气管及肺内，造成危险。

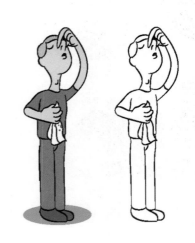

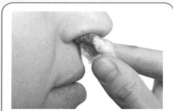

可用消毒棉花将鼻子堵住，再进行压迫止血，然后轻轻取出棉花。

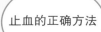

止血的正确方法

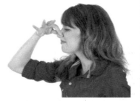

流鼻血时，应保持正常直立或稍向前倾的姿势，可用拇指和食指紧捏两侧鼻翼压迫止血，3～5分钟后慢慢松手，出血多可止住。

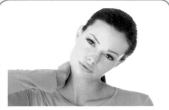

将一只手用凉水浸湿，然后在脖子后拍几下就可以止血。

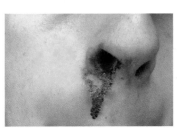

鼻血止住后，鼻孔中通常有少量凝血块，千万不要急于把它擤出，否则易导致再出血。

63 头皮屑——剥落的表皮组织

tóu pí xiè bō luò de biǎo pí zǔ zhī

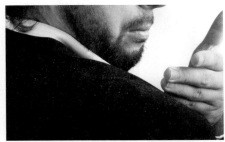

在生活中，我们常常看到一些人的头发上和肩膀上散落着星星点点的头皮屑，总是给人一种很脏的感觉。那么头皮屑是如何产生的呢？原来，我们头皮的表皮细胞在成熟后会变成角质层而脱落。当头皮很健康时，脱落的细胞是我们不易察觉的粉末，也就看不到头皮屑。但当头皮出现问题时，表皮层不能很好地成熟，于是大片大片地剥落，便形成了头皮屑。

头屑多者洗发次数不要太多，以每周2～3次为宜，用温水洗发，洗后不要吹干。

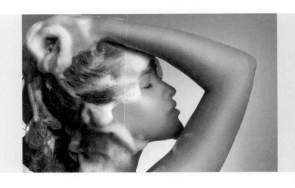

头皮屑过多的原因

很多原因都可引起头皮屑过多，如使用脱脂力过强的洗发精或是洗发精没洗干净；饮食不当、饮酒及食用刺激性食物；也有可能是睡眠不足、疲劳，自律神经过度紧张所致。

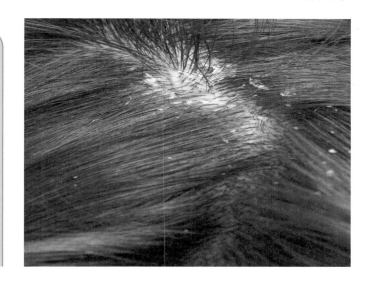

表皮层结构

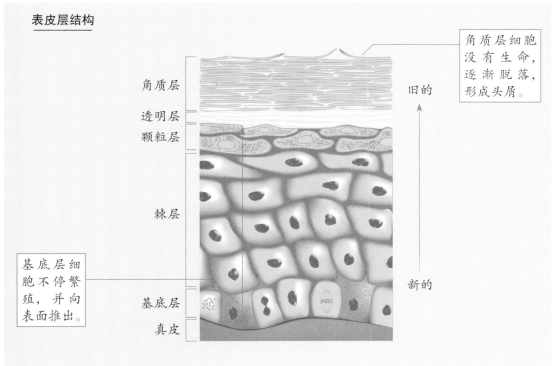

角质层

透明层

颗粒层

棘层

基底层

真皮

角质层细胞没有生命，逐渐脱落，形成头屑。

旧的

新的

基底层细胞不停繁殖，并向表面推出。

64 倒刺——肌肤营养缺失

dǎo cì shì zhǐ shǒu zhǐ jiǎ liǎng cè jí xià duān yīn gān liè ér qiào qǐ de xiǎo piàn biǎo
倒刺是指手指甲两侧及下端因干裂而翘起的小片表

pí qí xíng zhuàng xiàng cì yì bān qǐ dǎo cì yǐ nǚ xìng
皮，其形状像刺。一般起倒刺以女性

hé ér tóng jiào wéi duō jiàn qǐ dǎo cì shí bù jǐn yǐng xiǎng shǒu
和儿童较为多见。起倒刺时不仅影响手

bù de měi guān ér qiě pèng chù shí róng yì yǐn qǐ téng tòng
部的美观，而且碰触时容易引起疼痛，

tè bié shì xǐ yī xǐ cài shí gěi rén dài lái zhū duō bú
特别是洗衣、洗菜时给人带来诸多不

biàn nà me dǎo cì shì shén me yuán yīn yǐn qǐ de ne
便。那么，倒刺是什么原因引起的呢？

yuán lái qǐ dǎo cì shì yóu yú pí fū quē fá shuǐ fèn hé wéi
原来，起倒刺是由于皮肤缺乏水分和维

shēng sù hé xīn děng wēi liàng yuán sù
生素A、B、C、E和锌等微量元素。

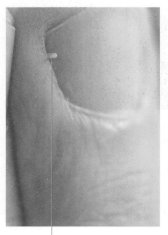

倒刺

正确处理倒刺

　　起倒刺后，很多人习惯用手撕掉或者用牙咬掉，这样很容易引起感染，导致甲沟炎甚至手部脓肿。应先用热水泡手20分钟后，再用洁净的剪刀齐根剪去倒刺，然后再涂上护手霜。

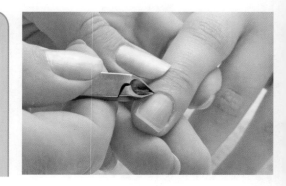

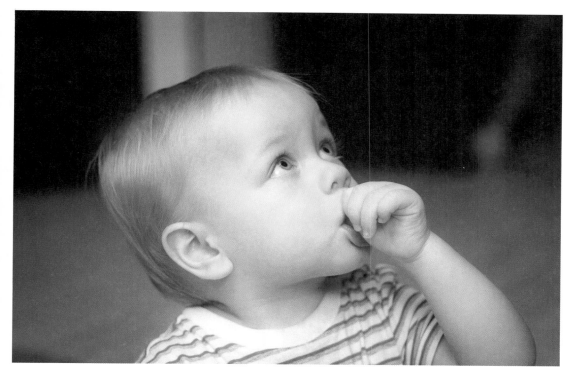

为避免起倒刺，儿童要戒除咬手指、抠手指的习惯。

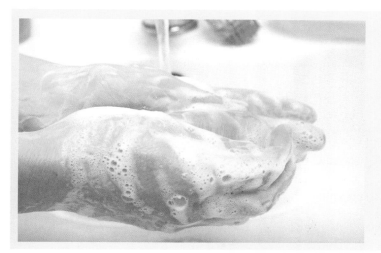

为防止倒刺，不要经常使用甚至依赖洗手液及碱性过重的肥皂等洗涤物来洗手，一般自来水就可以满足洁净手部的需求。

65 龋齿——细菌侵蚀的杰作

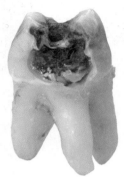

龋齿就是我们所说的蛀牙，蛀牙并不是虫子在牙齿上蛀的窟窿，而是由细菌破坏牙齿造成的。我们吃了食物，有些残渣会存留在牙缝里，若不及时刷牙，口腔里的细菌会使这些残渣发酵，产生乳酸，这些乳酸可以使牙齿内的钙、磷等成分溶解破坏引起脱钙，最后形成蛀洞。如果继续往下累及牙神经的话就会引起剧烈的疼痛。

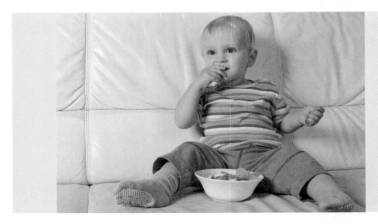

经常吃糖是导致龋齿的重要原因。

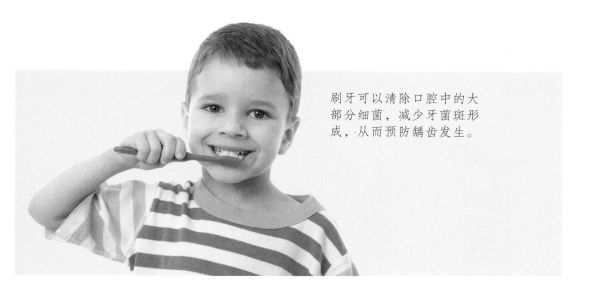

刷牙可以清除口腔中的大部分细菌，减少牙菌斑形成，从而预防龋齿发生。

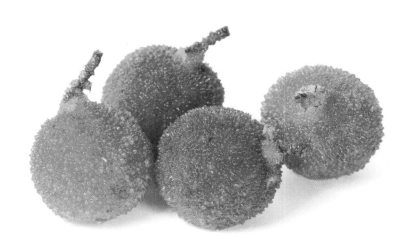

杨梅、酸枣、醋等酸性食物在口腔乳酸杆菌的作用下能产生更多的乳酸，使龋齿加重。故龋齿患者应少食酸性食物。

66 倒牙——牙本质敏感症

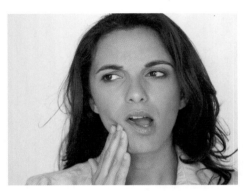

有的人在吃了太多酸的食物后，牙齿往往会变得酸软无力，一些很细软的食物都难以咀嚼，这就是人们常说的"倒牙"。倒牙在医学上被称为牙本质敏感症，是指在牙本质部分暴露或者机体抵抗力下降时，牙齿遇到外界强烈刺激如冷、热、酸、甜等后，出现的异常酸痛感。只是酸味最敏感，因此"倒牙"又叫"酸倒牙"。

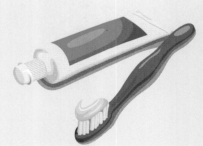

用专业的抗敏感牙膏刷牙，可以有效缓解牙齿敏感。

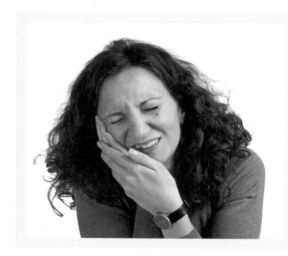

并不是所有牙本质暴露的人都会有"倒牙"症状，它通常与牙本质暴露的时间和暴露的程度有关。酸痛的强弱还与个体、牙部位、年龄等因素有关。

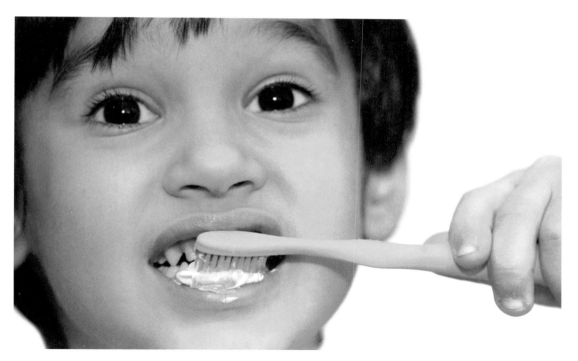

预防牙齿敏感应注意口腔卫生，并养成良好的刷牙习惯。

67 黑眼圈——眼周血液循环障碍

yǒu xiē rén yóu yú jīng cháng áo yè qíng xù bù wěn dìng huò shì yòng yǎn guò dù
有些人由于经常熬夜、情绪不稳定或是用眼过度，

cháng huì zài yǎn bù zhōu wéi xíng chéng hēi yǎn quān yě jiù shì rén men cháng shuō de xióng
常会在眼部周围形成黑眼圈，也就是人们常说的"熊

māo yǎn hēi yǎn quān shì yǎn zhōu xuè yè xún huán zhàng ài de biǎo xiàn tōng cháng jìng mài
猫眼"。黑眼圈是眼周血液循环障碍的表现，通常静脉

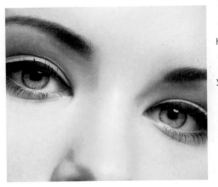

xuè guǎn xuè liú sù dù guò yú huǎn màn yǎn bù pí fū
血管血流速度过于缓慢，眼部皮肤

hóng xì bāo gōng yǎng bù zú jìng mài xuè guǎn zhōng èr
红细胞供氧不足，静脉血管中二

yǎng huà tàn jí dài xiè fèi wù jī lěi guò duō jiù huì
氧化碳及代谢废物积累过多，就会

xíng chéng màn xìng quē yǎng xuè yè jiào àn bìng xíng chéng
形成慢性缺氧，血液较暗并形成

zhì liú yǐ jí zào chéng yǎn bù sè sù chén zhuó
滞留以及造成眼部色素沉着。

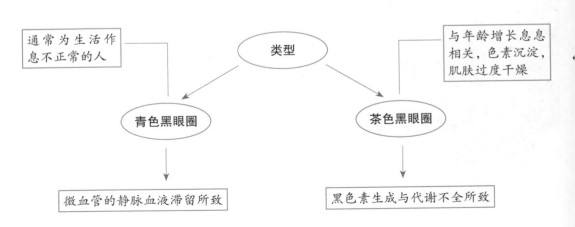

通常为生活作息不正常的人

类型

与年龄增长息息相关，色素沉淀，肌肤过度干燥

青色黑眼圈

茶色黑眼圈

微血管的静脉血液滞留所致

黑色素生成与代谢不全所致

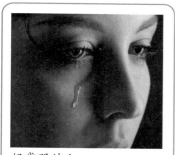

经常哭的人

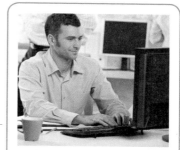

从事电脑及网络工作的人

易患人群

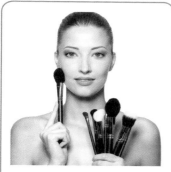

化妆品使用不当的人

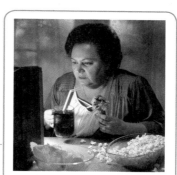

经常熬夜、生活不规律的人

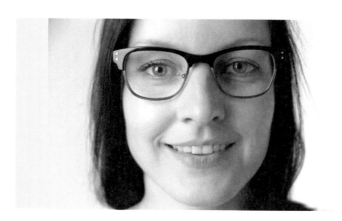

过度用眼会造成血液一直集中在眼球部位，形成黑眼圈，因此，预防黑眼圈还要避免长时间用眼，不要一直对着电视机或电脑屏幕。

68 近视——眼轴拉长所致

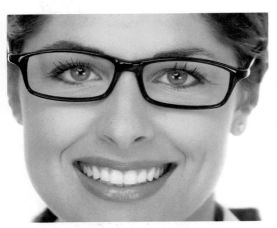

近视是指眼在不使用调节时，平行光线通过眼的屈光系统屈折后，焦点落在视网膜之前的一种屈光状态。所以近视眼不能看清远方的目标。若将目标逐渐向眼前移动，形成的焦点落在视网膜上时就能看清目标。近视除与遗传、发育有关外，主要由不良的用眼习惯导致。

为什么戴眼镜可以解决近视

在近视眼的眼前放置一适当凹透镜，平行光束通过后被分散入眼，焦点后移，正落在视网膜上，因此可获得清晰的远视力。

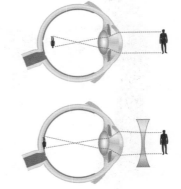

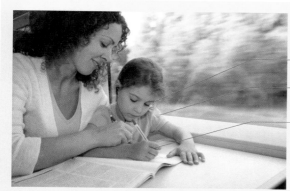

眼离书本一尺远

胸离书桌一拳远

手离笔尖一寸远

为避免近视，写字时姿势一定要正确。

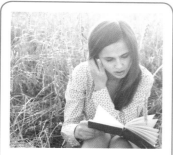

阳光下看书

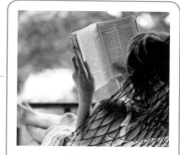

姿势不正确

不良的用眼习惯

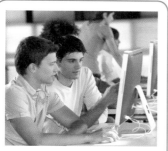

用眼时间过长

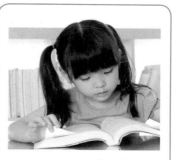

用眼距离过近

69 倒睫——睫毛的异常生长
dǎo jié　　jié máo de　yì chángshēng zhǎng

dǎo jié shì ér tóng　qīng shào nián yǐ jí lǎo nián rén zhōng bǐ jiào cháng jiàn de wài yǎn
倒睫是儿童、青少年以及老年人中比较常见的外眼

bìng　zhǔ yào shi jié máo cháo xiàng yǎn nèi shēng zhǎng　cháng chù jí yǎn qiú huò jiǎo mó děng
病，主要是睫毛朝向眼内生长，常触及眼球或角膜等。

shēng zhǎng fāng xiàng yì cháng de jié máo　yóu qí shì dǎo xiàng jiǎo mó biǎo miàn shēng zhǎng de jié
生长方向异常的睫毛，尤其是倒向角膜表面生长的睫

máo　bú dàn jīng cháng mó cā jiǎo mó shàng pí　yǐn qǐ yì wù gǎn　pà guāng　liú lèi
毛，不但经常摩擦角膜上皮，引起异物感、怕光、流泪

děng zhèng zhuàng　hái huì yǐn qǐ yǎn qiú chōng xuè　jié mó yán　jiǎo mó shàng pí tuō luò
等症状，还会引起眼球充血、结膜炎、角膜上皮脱落、

jiǎo mó yán děng　jìn ér yǐng xiǎng shì lì
角膜炎等，进而影响视力。

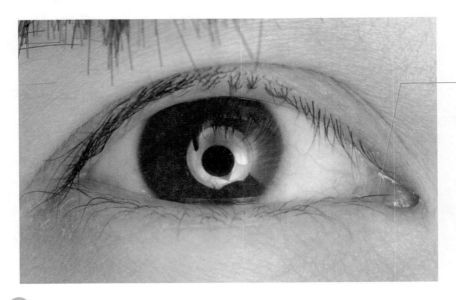

倒向角膜的睫毛易引起眼球充血、结膜炎等。

睫毛的作用

睫毛有避光，遮挡灰尘，防止外界异物进入眼内的作用，细长、乌黑、上翘的睫毛还对人的容貌起重要的修饰作用。

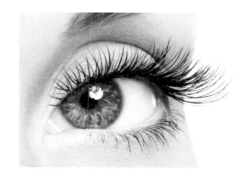

下睑睫毛有 50 ~ 80 根，平均长约 6 ~ 8 毫米，睁眼平视时为 100 °~ 120 °。

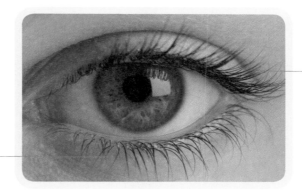

上睑睫毛有 100 ~ 150 根，长度平均为 8 ~ 12 毫米，睁眼平视时角度为 110 °~ 130 °。

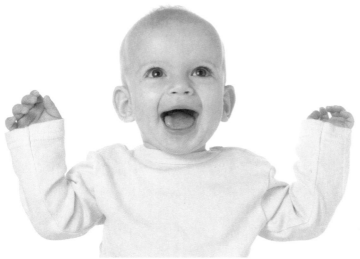

婴幼儿轻度的内翻倒睫，通常会随着年龄的增长逐渐自愈

70 眼皮跳——眼周肌肉痉挛

yǎn pí tiào　　　　yǎn zhōu jī ròu jìng luán

zài shēng huó zhōng　　bù shǎo rén dōu yǒu guò yǎn pí tiào de jīng lì　tiào dòng duō chū
在生活中，不少人都有过眼皮跳的经历，跳动多出

xiàn zài shàng yǎn pí　　yǒu shí yě huì zài xià yǎn pí　zhè zhǒng tiào dòng shì bú wéi rén de
现在上眼皮，有时也会在下眼皮，这种跳动是不为人的

yì shí suǒ kòng zhì de　　hěn duō rén rèn wéi yǎn pí tiào shì jí xiōng de zhēng zhào　　qí shí
意识所控制的。很多人认为眼皮跳是吉凶的征兆，其实

zhè shì yì zhǒng cuò wù de guān diǎn　　yǎn pí tiào zài yī xué shàng bèi chēng wéi bāo lún zhèn
这是一种错误的观点。眼皮跳在医学上被称为胞轮振

tiào　　shì yǎn zhōu jī ròu jìng luán de yì zhǒng biǎo xiàn　kě fēn wéi shēng lǐ xìng hé bìng lǐ
跳，是眼周肌肉痉挛的一种表现。可分为生理性和病理

xìng liǎng zhǒng
性两种。

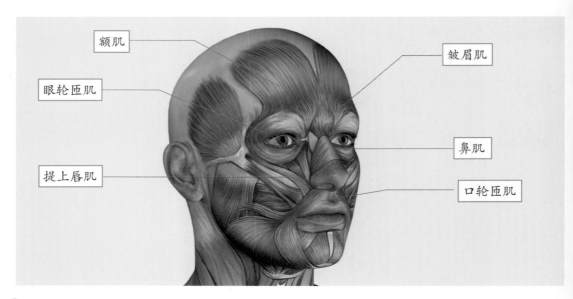

额肌　皱眉肌

眼轮匝肌

鼻肌

提上唇肌

口轮匝肌

生理性眼皮跳

生理性的眼皮跳的发作时间很短，通常只是几秒钟到几分钟。一般在用眼过度或劳累、精神过度紧张、压力过大、烟酒过度时出现。

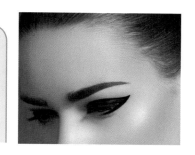

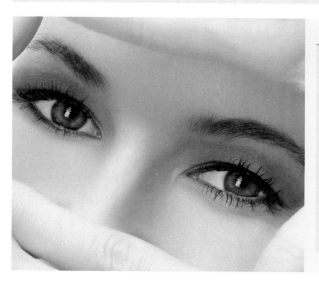

病理性眼皮跳

病理性眼皮跳发作较频繁、持续时间长、跳动幅度大，可由眼睛屈光不正（近视、远视、散光等）、眼内异物、倒睫、结膜炎、角膜炎等导致，也可能是颅脑内疾病的征兆。

缓解眼皮跳动

眼皮跳可以做眼部操来缓解，其方法是：用大拇指按在太阳穴上，用食指指肚从内眼角开始，轻轻抚摩到外眼角，上下眼皮轮流做。

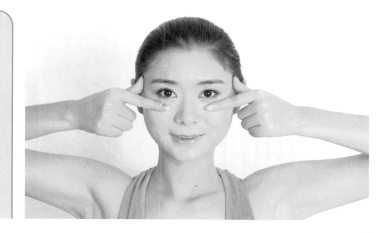

71 冻疮——局部血液循环不良

měi féng dōng jì yì xiē rén de shǒu jiǎo ěr duo miàn bù děng bù wèi jiù
每逢冬季，一些人的手、脚、耳朵、面部等部位就

huì chū xiàn yòu yǎng yòu tòng de dòng chuāng nà me dòng chuāng dào dǐ shì zěn me xíng chéng
会出现又痒又痛的冻疮。那么，冻疮到底是怎么形成

de ne yuán lái dòng chuāng shì huàn zhě de pí fū zài yù dào hán lěng
的呢？原来冻疮是患者的皮肤在遇到寒冷（0～10℃）、

cháo shī huò lěng nuǎn jí biàn shí jú bù xiǎo dòng mài fā shēng shōu suō jiǔ ér jiǔ zhī dòng
潮湿或冷暖急变时，局部小动脉发生收缩，久而久之动

mài xuè guǎn má bì kuò zhāng jìng mài yū xuè jú bù xuè yè xún huán bù liáng suǒ dǎo zhì
脉血管麻痹扩张，静脉瘀血，局部血液循环不良所导致

de dāng rán yǔ huàn zhě zì shēn de pí fū shī dù mò shāo wēi xuè guǎn jī xíng
的。当然，与患者自身的皮肤湿度、末梢微血管畸形、

quē fá yùn dòng xié wà guò jǐn děng yě yǒu guān
缺乏运动、鞋袜过紧等也有关。

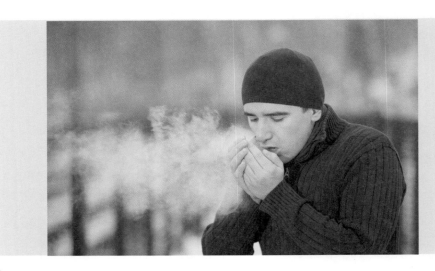

冻疮的表现

冻疮主要表现为局部皮肤反复红斑、肿胀性损害，严重者可出现水疱、溃疡，病程缓慢，气候转暖后自愈，易复发。

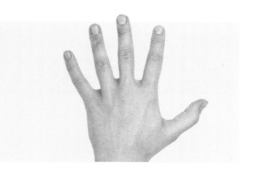

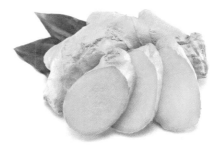

冻疮的防治方法

用新鲜的生姜片涂搽常发冻疮的皮肤，连搽数天，可防止冻疮再生；若冻疮已生，可用鲜姜汁加热熬成糊状，待凉后涂冻疮患处，也会有很好的治疗效果。

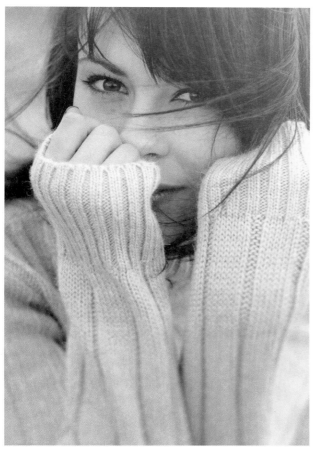

天冷外出时，要注意冻疮易发部位的防寒保暖。

72 嚼东西腮部过响——颞下颌关节功能失调

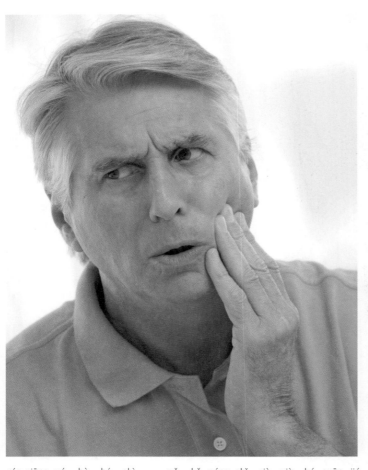

有些人在吃东西时，常常会出现腮部嘎嘎作响的现象，甚至伴有腮痛、耳鸣或者头痛。这到底是怎么回事呢？其原因是腮部肌肉过于疲劳或者用力不对，使颞下颌关节失调，关节活动时受阻因而出现响声。一些人镶牙不合适，也可能使颞下颌关节在咀嚼的过程中出现响声。

颞下颌关节

颞下颌关节位于颌面两侧，耳的前面，颅骨的颞骨与下颌骨相连处。在韧带、肌腱和肌肉的共同支持下参与咀嚼、吞咽、语言及表情等相关活动。

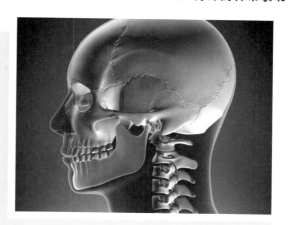

不要用牙齿开啤酒瓶盖，平时应尽量避免长时间啃食过硬的食物或嚼口香糖。

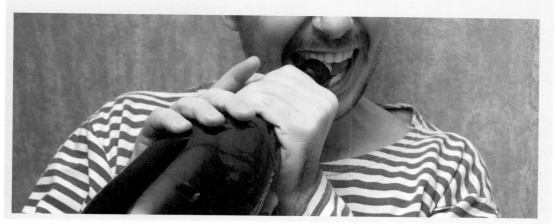

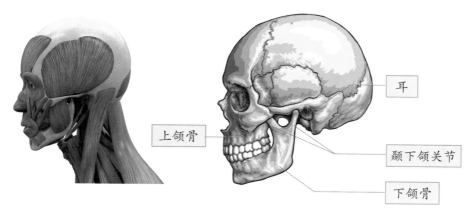

耳

上颌骨

颞下颌关节

下颌骨

73 骨折——骨的柔韧性降低

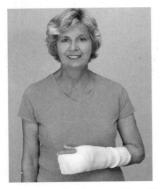

人体的骨骼看似坚硬，但是在受到外力撞击的时候，往往很容易发生骨折。尤其是上了年纪的人，更容易发生断裂。这是为什么呢？这是因为人的骨头中，一半是水，一半是矿物质和有机物。一般，成年人尤其是老人骨头中矿物质的比例比较大，因而骨头硬而脆，容易骨折。少年儿童恰好相反，有机物的比例较大，所以他们的骨头韧而嫩，容易变形。

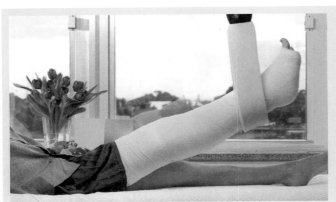

骨折病人应避免过多的搬动，以防挫伤骨折周围软组织和增加疼痛，可用夹板固定患肢，并对伤口进行包扎。

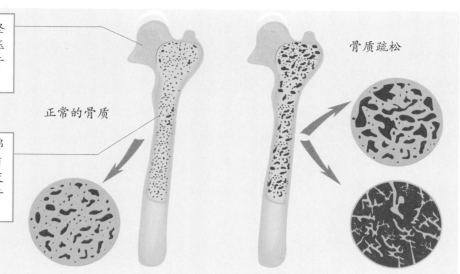

骨密质质地坚硬致密，耐压性较大，布于骨的表层

正常的骨质

骨质疏松

骨松质呈海绵状，由许多片状的骨小梁交织而成，布于骨的内部

骨质疏松

在人的一生中，骨组织不断地进行着新陈代谢。骨代谢过程中骨吸收和骨形成的偶联出现缺陷，导致人体内的钙磷代谢不平衡，就会使骨密度逐渐减少而引起骨质疏松。

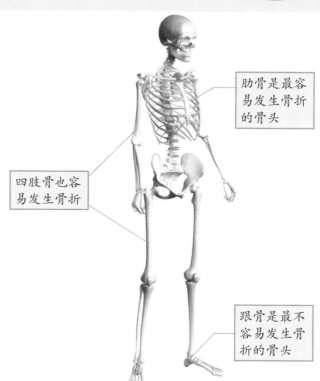

肋骨是最容易发生骨折的骨头

四肢骨也容易发生骨折

跟骨是最不容易发生骨折的骨头

74 大脖子病——甲状腺异常

zài shēng huó zhōng yǒu xiē dì fang de rén huì chū xiàn bó zi zēng dà de guài bìng
在生活中，有些地方的人会出现脖子增大的怪病，

rén men chēng zhī wéi dà bó zi bìng zhè xiē rén de bó zi wèi shén me huì zēng cū
人们称之为"大脖子病"。这些人的脖子为什么会增粗

ne yuán lái zài wǒ men de bó zi chù yǒu yí gè jiào zuò jiǎ zhuàng xiàn de nèi fēn mì
呢？原来，在我们的脖子处有一个叫作甲状腺的内分泌

xiàn tǐ tā měi tiān xū yào wēi kè de diǎn yǐ chǎn shēng jù yǒu shēng lǐ huó
腺体，它每天需要60～80微克的碘以产生具有生理活

xìng de jiǎ zhuàng xiàn jī sù dāng diǎn quē fá shí jiù huì yǐn qǐ jiǎ zhuàng xiàn féi dà zēng
性的甲状腺激素。当碘缺乏时，就会引起甲状腺肥大增

shēng yī xué shàng jiāng zhè zhǒng bìng chēng zhī wéi jiǎ zhuàng xiàn zhǒng yòu míng jiǎ kàng
生，医学上将这种病称之为"甲状腺肿"，又名甲亢。

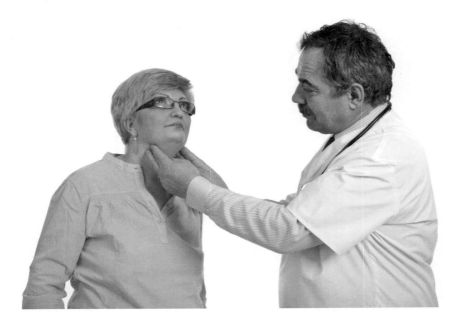

甲状腺的位置

甲状腺位于甲状软骨下，紧贴在气管第三、四软骨环前面，由两侧叶和峡部组成，平均重量大约 20 ~ 25g，是人体最大的内分泌腺体。

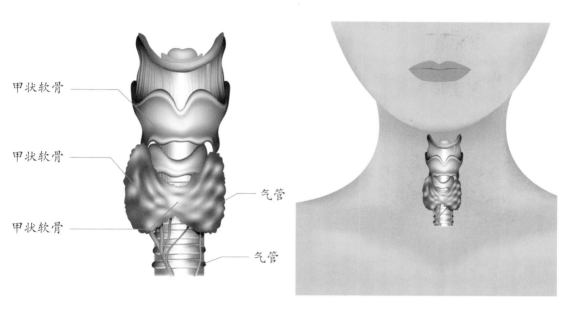

甲状软骨

甲状软骨

甲状软骨

气管

气管

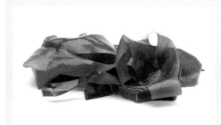

海带

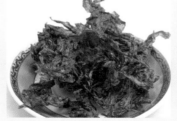

紫菜

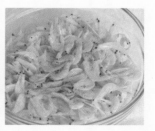

虾皮

预防甲状腺肿应多食含碘丰富的食物，如海带、紫菜、虾米、海蜇、淡菜等。

75 肥胖——脂肪过度积聚

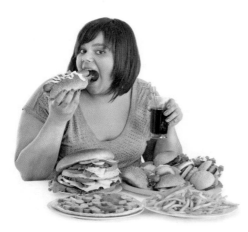

féi pàng shì zhǐ yóu yú shí wù shè rù guò
肥胖是指由于食物摄入过
duō huò jī tǐ dài xiè de gǎi biàn dǎo zhì tǐ
多或机体代谢的改变，导致体
nèi zhī fáng jī jù guò duō cóng er zào chéng tǐ
内脂肪积聚过多，从而造成体
zhòng guò dù zēng zhǎng bìng yǐn qǐ rén tǐ bìng lǐ
重过度增长并引起人体病理、
shēng lǐ gǎi biàn de yì zhǒng zhuàng tài jiǎn dān
生理改变的一种状态。简单
de shuō féi pàng jiù shì yí gè rén de tǐ zhòng
地说，肥胖就是一个人的体重
chāo guò biāo zhǔn zhí
超过标准值。

什么是标准体重

标准体重也叫理想体重，是依大多数人的身高与体重的关系而制定的。不同种族、地区的标准体重也不尽相同。中国人实际的标准体重的计算公式：

南方人标准体重 = [身高(厘米)−150]×0.6+48

北方人标准体重 = [身高(厘米)−150]×0.6+50

南北方的划分是以长江为界。

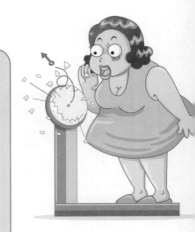

肥胖的评定标准

肥胖度 =（实际体重 – 标准体重 ）÷ 标准体重 × ±100%。

肥胖度在 ±10% 之内为正常适中，超过 10% 为超重，超过 20%–30% 为轻度肥胖，超过 30%–50% 称之为中度肥胖，超过 50% 为重度肥胖。

减肥的最好方法是进行有氧运动，如步行、慢跑、有氧操、舞蹈、骑自行车、游泳、跳绳、爬楼梯等。

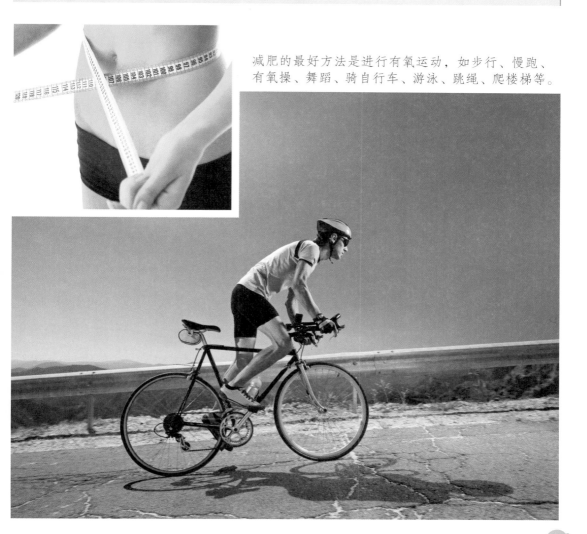

76 晚上看不到东西——是夜盲症的前兆

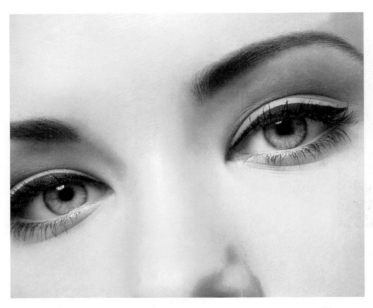

我们的眼睛是人身上非常奇特的器官，白天使我们可以看到五彩缤纷的世界，晚上使我们可以看到美丽的星星和月亮。但是有时候，有些人一到晚上就什么都看不见了，这就很可能是夜盲症的前兆。这并不是因为我们的眼睛缺了什么营养，而是因为在我们眼睛的视网膜上有一种叫作色素细胞的组织。只有这种细胞健康成长我们的眼睛才会正常，当这种细胞生病的时候就会出现夜盲症了。

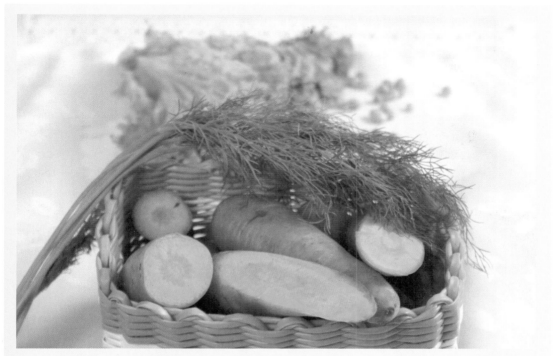

有时夜盲症只是一种暂时现象，只需要吃些胡萝卜和猪肝之类的食物就能很快恢复正常。

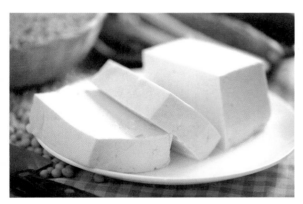

小孩子要避免夜盲症的产生就要吃丰富的食物，不能挑食，尤其要多补充一些豆类和乳制品。

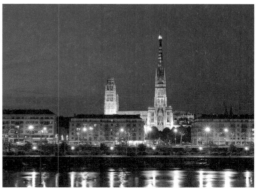

但如果是长期出现夜盲的现象就要引起注意了，否则对黑暗的适应性就会越来越差。

77 zuǐ chún gān liè 嘴唇干裂——身体缺乏水分和维生素 shēn tǐ quē fá shuǐ fèn hé wéi shēng sù

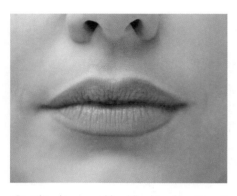

tōng cháng yí dào qiū dōng jì jié rén men
通常一到秋冬季节，人们

jiù huì gǎn jué dào zuǐ chún biàn de hěn jǐn hěn gān
就会感觉到嘴唇变得很紧、很干，

yán zhòng de shí hou hái huì tuō pí shèn zhì zuǐ ba
严重的时候还会脱皮，甚至嘴巴

yì zhāng kāi jiù huì kāi liè liú xuè zhè yàng zài
一张开就会开裂流血。这样再

hào chī de dōng xi yě chī bu liǎo lián xiào dōu bù
好吃的东西也吃不了，连笑都不

gǎn xiào le zhè zhǔ yào shi yīn wèi qiū dōng jì jié tiān qì gān zào fēng shā bǐ jiào dà
敢笑了。这主要是因为秋冬季节天气干燥，风沙比较大，

pí fū jiù huì zì jué shōu jǐn yǐng xiǎng le xuè yè de xún huán rú guǒ zhè ge shí hou
皮肤就会自觉收紧，影响了血液的循环。如果这个时候

rén de shēn tǐ yòu quē fá shuǐ fèn hé wéi shēng sù jiù huì chū xiàn pí fū tuō pí de xiàn
人的身体又缺乏水分和维生素，就会出现皮肤脱皮的现

xiàng zuǐ chún shì fēi cháng róu ruò de suǒ yǐ biǎo xiàn de gèng míng xiǎn
象，嘴唇是非常柔弱的，所以表现的更明显。

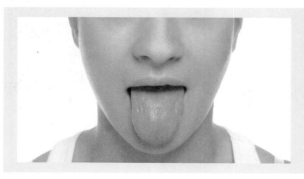

如果嘴巴出现干裂千万不要用舌头湿润，因为唾液蒸发后会带走更多水分，干裂更加严重。

如何防止嘴唇干裂

想要避免出现嘴唇干裂就要多补充水分，多吃水果和蔬菜。

如果在风大的时间出去，戴上口罩是很好的选择。

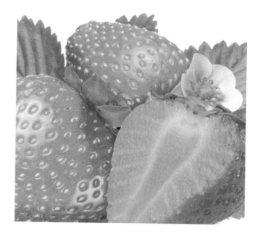

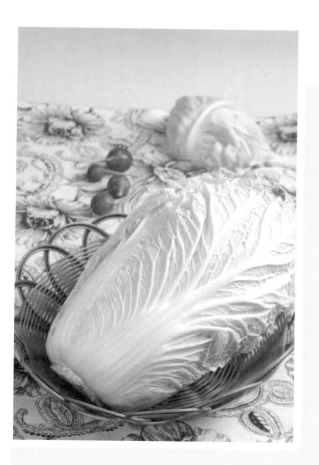

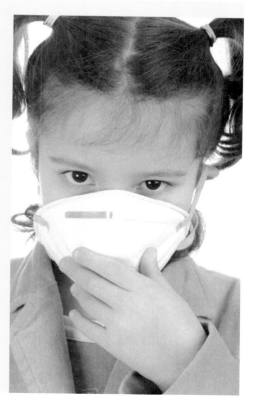

78 眼冒金星——眼睛或头部对刺激的反应

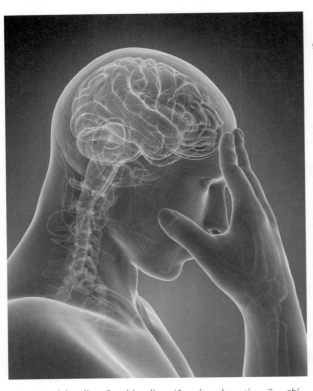

当人的眼睛受到强光照射，或者脑袋受到意外的撞击之后就会出现眩晕的感觉，就像眼前有无数的星星在晃动一样。这是因为人的大脑里有专门负责视觉信号的神经细胞，这些细胞会把我们看到的东西转变成图像。在我们的眼睛和大脑受到突然的刺激时，这些细胞就会错误地将它反映成"满天星星"的图像。这种现象通常是没有害处的，但如果频繁出现的话就要去看医生了。

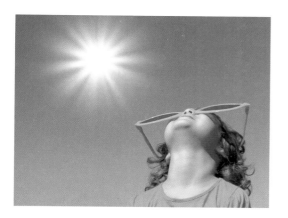

如果眼前的金星像下雨一样多，或者像飘带一样，这很可能就是视网膜撕裂的反应。要及时治疗，不然会造成眼睛部分或完全失明。

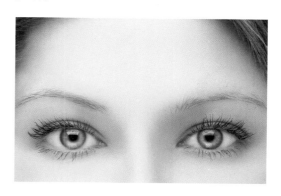

除了受到撞击和强光外，过度的疼痛和饿肚子也会出现这种现象。

如果要避免这种现象最好多吃些新鲜的水果和蔬菜，多锻炼，增强体质。

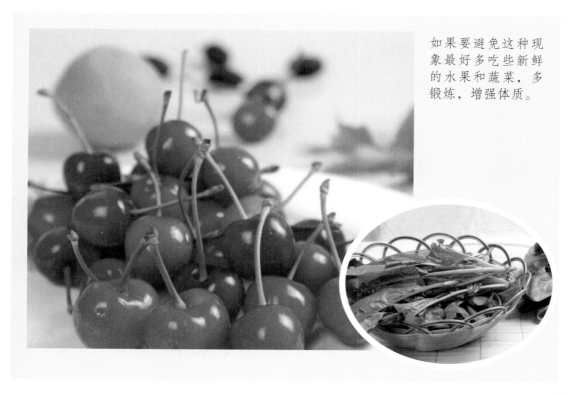

79 皮肤痒——皮肤太干或神经纤维受刺激

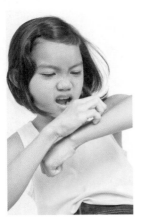

皮肤是身体抵御外界侵袭的第一道防线，但有时候它却会莫名其妙地发痒，这是为什么呢？通常情况下，皮肤发痒是皮肤太干或神经纤维受到刺激所致，因为神经末梢对炎症和周围的环境尤其是气温的改变特别敏感，因此容易有痒的感觉。

皮肤长期瘙痒、并伴有红热的现象，应及时就诊，因为长期大面积的皮肤瘙痒可能是肝、肾、淋巴出了问题，也可能是由细菌引起的皮疹。

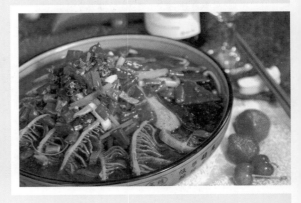

皮肤瘙痒者应避免用搔抓、摩擦及热水烫洗等方法止痒，并避免饮酒、喝浓茶及食用辣椒、胡椒及芥末等辛辣刺激食品。

图书在版编目（CIP）数据

人体玄机／江乐兴主编.—北京：北京工业大学
出版社，2015.3
　　（21世纪中国小学生百科全书：低年级注音版）
ISBN 978-7-5639-4213-8

　　Ⅰ．①人… Ⅱ．①江… Ⅲ．①人体－儿童读物 Ⅳ．
①R32-49

中国版本图书馆CIP数据核字(2015)第016523号

21世纪中国小学生百科全书（低年级注音版）──人体玄机

主　　编：江乐兴
责任编辑：曹　媛
封面设计：翼之扬设计
出版发行：北京工业大学出版社
　　　　　（北京市朝阳区平乐园100号　邮编：100124）
　　　　　010-67391722（传真）　bgdcbs@sina.com
出 版 人：郝　勇
经销单位：全国各地新华书店
承印单位：北京高岭印刷有限公司
开　　本：889 毫米×1194 毫米　1/24
印　　张：7
字　　数：105千字
版　　次：2015年4月第1版
印　　次：2015年4月第1次印刷
标准书号：ISBN 978-7-5639-4213-8
定　　价：19.80元

21世纪中国少年儿童 百科全书

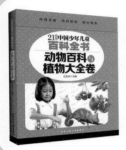
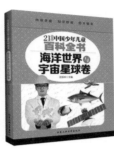
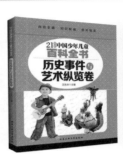
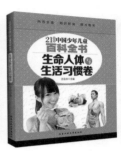
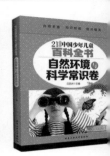

21世纪中国小学生 百科全书

低年级注音版

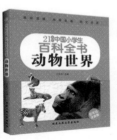
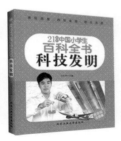
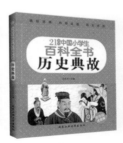
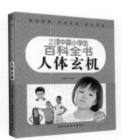
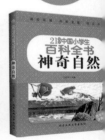

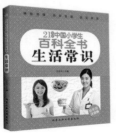
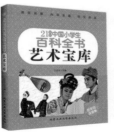
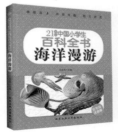
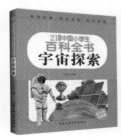
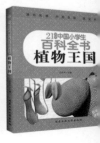